FORSCHUNGSBERICHT DES LANDES NORDRHEIN-WESTFALEN

Nr. 3027 / Fachgruppe Medizin

Herausgegeben vom Minister für Wissenschaft und Forschung

**Prof. Dr. med. Dr. rer. nat. Günther Gillissen**
Abteilung Medizinische Mikrobiologie
der Medizinischen Fakultät
der Rhein.-Westf. Techn. Hochschule Aachen

Verteilungsmuster von Lymphozyten-Klassen
und PHA-Reaktivität peripherer
Lymphozyten bei Patienten mit
malignen Tumoren

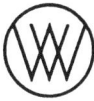

Westdeutscher Verlag 1981

CIP-Kurztitelaufnahme der Deutschen Bibliothek

Gillissen, Günther:
Verteilungsmuster von Lymphozyten-Klassen und
PHA-Reaktivität peripherer Lymphozyten bei Patienten mit malignen Tumoren / Günther
Gillissen. - Opladen : Westdeutscher Verlag,
1981.

(Forschungsberichte des Landes Nordrhein-Westfalen ; Nr. 3027 : Fachgruppe Medizin)
ISBN-13: 978-3-531-03027-2     e-ISBN-13: 978-3-322-87540-2
DOI: 10.1007/978-3-322-87540-2
NE: Nordrhein-Westfalen: Forschungsberichte
des Landes ...

© 1981 by Westdeutscher Verlag GmbH, Opladen
Gesamtherstellung: Westdeutscher Verlag

ISBN-13: 978-3-531-03027-2

Inhalt

| | | |
|---|---|---|
| 1.0.0 | - Vorwort | 2 |
| 2.0.0 | - Entwicklung einer neuen Methode zur Simultanbestimmung von T-, B-, O- und D-Lymphozyten. | 3 |
| 2.1.0 | - Methode | 3 |
| 2.2.0 | - Die altersbezogenen Veränderungen der Normwerte vom Lymphozyten-Klassen beim Menschen. | 5 |
| 3.0.0 | - Die Bestimmung der sauren Phosphatase peripherer Lymphozyten und deren Aktivierbarkeit durch PHA. | 6 |
| 3.1.0 | - Die altersbezogenen Normwerte | 6 |
| 4.0.0 | - <u>Malignes Melanom</u> | 7 |
| 4.1.0 | - Material und Methoden | 7 |
| 4.2.0 | - Absolute und relative Werte der Lymphozyten-Klassen bei Melanom-Patienten im Vergleich zur altersbezogenen Norm. | 8 |
| 4.2.1 | - Einfluß der Therapie auf die Werte der Lymphozyten-Klassen. | 9 |
| 4.3.0 | - Die Aktivität der sauren Phosphatase peripherer Lymphozyten bei Melanom-Patienten, Effekt von PHA in vitro - Vergleich mit der altersbezogenen Norm. | 9 |
| 4.3.1 | - Einfluß therapeutischer Maßnahmen auf die Phosphatase-Aktivität und deren Stimulierbarkeit durch PHA - Kasuistik. | 10 |
| 5.0.0 | - <u>Mamma- und Genitaltumoren der Frau</u> | 11 |
| 5.1.0 | - Material und Methoden | 11 |
| 5.2.0 | - Quantifizierung peripherer Lymphozyten-Klassen relativ zur altersbezogenen Norm. | 12 |
| 5.3.0 | - Phosphatase-Werte peripherer Lymphozyten und deren Stimulierbarkeit durch PHA bei Tumorpatientinnen unter Berücksichtigung des Lebensalters. | 13 |
| 6.0.0 | - <u>Karzinome des Magen-Darm-Trakts</u> | 14 |
| 6.1.0 | - Material und Methoden | 14 |
| 6.2.0 | - Verteilung der Lymphozyten-Klassen im peripheren Blut im Vergleich zur altersbezogenen Norm. | 14 |
| 6.3.0 | - Die Phosphatase-Aktivität peripherer Lymphozyten und deren Aktivierbarkeit durch PHA unter Berücksichtigung des Lebensalters. | 15 |
| 7.0.0 | - <u>Sonstige maligne Tumoren</u> | 16 |
| 7.1.0 | - Material und Methoden | 16 |
| 7.2.0 | - Verteilung der Lymphozyten-Klassen im peripheren Blut im Vergleich zur altersbezogenen Norm. | 17 |
| 7.3.0 | - Die Phosphatase-Aktivität peripherer Lymphozyten und deren Aktivierbarkeit durch PHA unter Berücksichtigung des Lebensalters. | 17 |
| 8.0.0 | - Literaturverzeichnis | 19 |
| | Abbildungen | 25 |

Die Untersuchungen beruhen auf einer Zusammenarbeit:

Prof.Dr. B. Rauhut/Institut für Statistik und Wirtschaftsmathematik der RWTH Aachen; Dr. Falter/Abt. Med. Statistik und Dokumentation der Med. Fakultät der RWTH Aachen; Dr. U. Buschsieweke/Abt. Med. Statistik und Dokumentation der Med. Fakultät der RWTH Aachen; Dr. W.J. Spölgen/Abt. Med. Mikrobiologie der Med. Fakultät der RWTH Aachen; Dr. Krause/Abt. Chirurgie der Universität Maastricht; Prof.Dr. W. Gahlen/vormals Abt. Dermatologie der Med. Fakultät der RWTH Aachen; Prof.Dr. W. Meinhof/Abt. Dermatologie der Med. Fakultät der RWTH Aachen; Prof.Dr. Lemmens/Abt. Chirurgie der Universität Maastricht; Prof.Dr. M. Reifferscheid/Abt. Chirurgie der Med. Fakultät der RWTH Aachen; Prof.Dr. H. Peters/Abt. Chirurgie der Med. Fakultät der RWTH Aachen; Prof.Dr. U. Essers/Abt. Innere Medizin II der Med. Fakultät der RWTH Aachen; Dr. L. Wüst/Abt. Gynäkologie und Geburtshilfe des Marienhospitals Düren-Birkesdorf; Dr. K.E. Klepper/Abt. Dermatologie der Med. Fakultät der RWTH Aachen; Akad.Direktor Dr. K.H. Stürner/Abt. Blutspendedienst der Med. Fakultät der RWTH Aachen; Frau A. Sticker-Beckers/Abt. Med. Mikrobiologie der Med. Fakultät der RWTH Aachen; Frau I. Barel/Abt. Med. Mikrobiologie der Med. Fakultät der RWTH Aachen.

## 1.0.0 - Vorwort

Die Möglichkeit einer tumorspezifischen Immunabwehr (71 u.a.) ist auf zellulärer Ebene gegeben durch T-Lymphozyten und humoral durch IgM-Antikörper, während IgG-Antikörper eher zu einem Enhancement-Phänomen, also zu einer Begünstigung des Tumorwachstums führen (39). Für eine solche Funktion von T-Zellen spricht der "killing"-Effekt für Tumorzellen (41, 40, 79, 6, 16, 12, 71, 65) oder Hautreaktionen vom Spättyp (9, 43, 44, 45) nach Injektion von Tumorextrakten.

Bei malignem Melanom wurden erniedrigte T-Zellwerte beschrieben, die sich nach Operation normalisierten (61, 8, 21). Die Frage nach einem prognostischen Wert solcher Erhebungen wurde diskutiert (21).

Bei Patientinnen mit Mamma- und Genitaltumoren wurde ebenfalls eine Senkung der Werte beschrieben (77), andererseits aber auch keine diesbezügliche Veränderung beobachtet (70, 30, 46, 63, 59).

Der Nachweis von T-Zellen erfolgte fast immer über die "Rosettenbildung" mit Schaferythrozyten (E). Nicht immer wurden dabei sowohl die absoluten (Rosetten/mm$^3$ Blut) und die relativen Werte (Rosetten in % der Lymphozyten) erfaßt.

Für den Nachweis von Antikörper-produzierenden B-Lymphozyten stehen verschiedene Methoden zur Verfügung, wie die Darstellung von Immunglobulinen (Ig) auf der Oberfläche der Zellen durch verschiedene Verfahren (z.B. 36, 19, 28, 47, 58, 80 u.a.), einer Markierung der Fc-Rezeptoren (5, 74, 28, 31, 2, 27 u.a.) und die Darstellung eines C3-Rezeptors (7, 56, 78, 66, 54 u.a.), wobei die Zahl der "C3-Zellen" kleiner als die der "Fc-Zellen" sein soll (22, 37, 53). Lymphozyten mit C3-Rezeptoren werden meist nachgewiesen durch Rosettenbildung mit EAC (E, beladen mit Ambozeptor und C3) oder mit Zymosan-Partikeln (Z) beladen mit C3b (ZC3b).

Als sog. "O- und D-Zellen" werden Lymphozyten bezeichnet, die mit den angegebenen Rosetten-Techniken keine Rosetten oder eine Doppelbeladung (mit E und ZC3b gleichzeitig) ergaben. Die erstgenannte Zellart dürfte trotz einiger Besonderheiten (4, 11, 13, 42) zur Gruppe der B-Zellen (10, 26, 48, 54, 55, 19) zu rechnen sein. D-Zellen (20, 29, 37, 64 u.a.) werden unterschiedlich beurteilt, sei es im Sinne einer T- und B-unabhängigen Subpopulation oder von Vorläuferzellen (20).

Erstes Ziel der vorliegenden Untersuchungen war danach die Entwicklung einer neuen Methode zur Simultanbestimmung von T-, B-, O- und D-Zellen im peripheren Blut des Menschen und Evaluierung altersabhängiger Veränderungen unter statistischen Gesichtspunkten. Die so gewonnenen altersbezogenen Normwerte sollten dann als Bezugsgröße für die Auswertung der entsprechenden Daten bei Tumorpatienten dienen.

Für die Reagibilität von T-Lymphozyten wurde neben der Auslösung einer allergischen Hautreaktion vom verzögerten Typ als Modell oft die Stimulierung durch Phytohämagglutinin (PHA), gemessen an der Transformationsrate, herangezogen.

Bei malignem Melanom wurde eine Abnahme der Reagibilität mit einer Normalisierung nach Operation beschrieben (8), z.T. aber auch nur bei Spätstadien (32). Bei malignen gynäkologischen Tumoren wies die PHA-Reaktivität große Schwankungen auf (73, 17, 70, 83, 62, 52).

Gegenüber diesen Transformationsversuchen mit einer Versuchsdauer von 3 - 4 Tagen läßt sich, wie eigene Versuche zeigten (33), eine PHA-Reaktivität auch in Kurzzeitversuchen mit Inkubationszeiten von 1 oder 1 und 4 h durch Bestimmung der Aktivität der sauren Phosphatase von Lymphozyten erfassen.

Als weiteres Ziel der vorliegenden Arbeit wurde deswegen zunächst - wie bei der Bestimmung von Lymphozyten-Klassen - die altersabhängige Norm unter statistischen Gesichtspunkten untersucht. Diese Werte dienten dann wieder als Bezugsgröße für die bei Tumorpatienten ermittelten Daten.

2.0.0 - <u>Entwicklung einer neuen Methode zur Simultanbestimmung von T-, B-, O- und D-Lymphozyten.</u>

Die Ergebnisse sind publiziert (69, 35, 34), jedoch seien die wesentlichsten Gesichtspunkte nachstehend kurz zusammengefaßt.

Das Verfahren stellt eine Kombination der Erfassung sog. Spontanrosetten (E-Rosetten) (75) und der ZC3b-Rosetten (54) - beide mit einer gewissen Modifikation der ursprünglichen Angaben - dar.

2.1.0 - <u>Methode</u>

In <u>Vorversuchen</u> wurde eine Reihe von technischen Parametern abgeklärt. Zu nennen sind der Einfluß einer Behandlung der E mit Neuraminidase. Es zeigte sich, daß eine Konzentration von 0.85 mU/ml keinen Einfluß auf die Zahl von T-, B-, O- und D-Lymphozyten hat. In weiteren Vorversuchen wurde ein möglicher Einfluß von Antikoagulantien (z.B. Heparin), der Einfluß verschiedener Medien wie fötales Kälberserum (FCS), von TC 199-Medium (Difco), Hank's-Medium (Difco) und von RPMI 1640 (Seromed) untersucht, ferner der Einfluß des pH-Wertes des Reaktionsmediums, der Temperatur und der Inkubationsdauer, sowie die mögliche Bedeutung einer Relation von Lymphozyten zu E. Untersucht wurde ferner ein möglicher Einfluß von Glutaraldehyd, welches zur Vermeidung einer Dissoziation von Rosetten zugegeben wurde, sowie der Einfluß des Materials der Reagenzgläser.

Wohl durch Fixieren an die Glasoberfläche ist die Zahl der Spontanrosetten (T-Lymphozyten) in Glas kleiner als in Polystyrol-Röhrchen. Die Glutaraldehyd-Behandlung hat in Polystyrol-Röhrchen keinen Einfluß auf die ermittelten Werte, wohl aber bei einem Reaktionsablauf in Glasgefäßen. Letztlich wurde noch die Möglichkeit eines Einflusses der Spezies als Serumspender für Komplement (C) untersucht.

Nach Optimierung des Verfahrens und Kontrolle auf Reproduzierbarkeit der Ergebnisse ließ sich folgende Arbeitsvorschrift für diese Simultanmethode aufstellen:

Je 0.5 ml der zu testenden Lymphozyten-Suspension (4 x $10^6$ Lymphozyten/ml), Neuraminidase-behandelte E ($10^8$/ml) und C3b-beladene Zymosan-Partikel (30 mg/100 ml) werden in Polystyrol-Röhrchen gemischt, 15 min bei 37°C im Wasserbad erwärmt und anschließend 10 min bei 4°C gehalten. Zentrifugieren des Ansatzes bei 200 g (Minifuge, Heraeus-Christ), 60 min Eisbad (0°C) und Resuspension nach Verschließen mit Parafilm und vorsichtigem Wenden, bis die Suspension homogen ist (weniger als 1 min zur Vermeidung von Erwärmung und Dissoziation von Spontanrosetten). Eisbad und Zugabe von 5 ml vorgekühlter (4°C) 0.75 °/ooigen Glutardialdehyd-Lösung, nach 10 min erneut mischen. Je 3 ml davon werden im 4-fachen Ansatz auf Objektträger zentrifugiert (7 min bei 55 g mit Cytospin)(Fa. Shandon, Elliot, Camberley GB), wodurch ein einschichtiger Zellniederschlag auf eine Kreisfläche mit einem Durchmesser von 5 mm aufgebracht wird.

Färbungen:

a) Peroxydase-Färbung zur Markierung von Granulozyten und Monozyten (zur Vermeidung von Auswertfehlern);
b) PAS-Färbung der Zymosan-Partikel und
c) Gegenfärbung mit Mayer's Hämalaun (Lymphozyten-Kerne).

Bewertung:

Als Spontanrosetten (T-Lymphozyten) werden Zellen mit mindestens 3 angelagerten E gewertet; als B-Zellen mit C3b-Rezeptoren solche Lymphozyten mit mindestens 3 angelagerten ZC3b-Partikeln, als O-Zellen solche Lymphozyten mit weniger als je 3 angelagerten E resp. ZC3b-Partikel und als D-Zellen solche Lymphozyten die mindestens je 3 E und gleichzeitig ZC3b-Partikel angelagert hatten.

<u>Technische Anmerkungen:</u>

a) Neuraminidase-Behandlung der E zur Stabilisierung der E-Rosetten.

7 ml E ($10^9$/ml) in TC 199-Medium (Difco) + 1 ml Neuraminidase-Lösung (6 mU/ml) - 1 h bei 37°C im Wasserbad - 3 x waschen in "Hank's balanced salt solution", pH 7,2 (Zentrifugieren stets bei 200 g, 10 min, 4°C). Die E-Suspension soll nie älter als 5 Tage bei einer Aufbewahrung bei 4°C sein.

b) <u>Beladung von Zymosan-Partikel mit C3b (siehe 54).</u>
3 mg Zymosan (Carl Roth/Karlsruhe) + 10 ml TC 199-Medium, Suspension aufnehmen mit einer dicken Kanüle und Plastikspritze und dann ausspritzen über eine enge Kanüle (Kanüle 18) (3 x wiederholen zwecks guter Verteilung der Suspension), zu gleichen Volumina Zugabe von Humanserum (AB, Rh) als C-Quelle, 1:20 verdünnt in gepufferter Hank's-Lösung von pH 7,2 (Aktivierung von C bis C3b), 3 x waschen

in TC 199-Medium (10 min bei 200 g und 4°C), Resuspension der beladenen Zymosan-Partikel in frischem TC 199-Medium (10 ml = Ausgangsvolumen der Zymosan-Suspension) und homogen verteilen.

c) <u>Isolierung der peripheren Lymphozyten.</u>
Zugabe von Portionen à 10 ml heparinisierten Vollblutes in sterile, nicht silikonisierte Kölbchen mit je 300 mg sterilem Carbonyl-Eisenpulver und einigen sterilen Glasperlen mit einem Durchmesser von 1 mm; 10 min Inkubation bei 37°C im Wasserbad unter vorsichtigem Schütteln (so schnellere Sedimentation von Phagozyten). Zugabe der Mischung in Portionen von 10 ml in Polystyrol-Röhrchen (Fa. Sarstedt) mit 2 ml steriler 5 %iger Dextranlösung, Inkubation über 30 min bei 37°C. Der lymphozytenreiche Überstand wird abgenommen und in Portionen zu je 1.5 ml über 1.0 ml Ficoll-Isopaque-Lösung in sterilen Glasröhrchen gegeben. Sofort zentrifugieren bei Zimmertemperatur (15 min, 1.000 g in Sorvall-Zentrifuge GLC-1). Die in der Zwischenschicht vorhandenen Lymphozyten werden mit Pasteur-Pipetten aus jeweils 4 Röhrchen zusammen in 10 ml TC 199-Medium gegeben und 30 min bei 4°C und 200 g zentrifugiert (Minifuge, Heraeus-Christ); das erhaltene Sediment wird 1 x gewaschen und die Zellen in 5 ml TC 199-Medium gegeben und die Zelldichte durch Auszählen bestimmt. Vitalitätsprüfung der Zellen mit 5 %iger Eosinlösung in phys. NaCl-Lösung (Farbexklusionstest). Kontrolle auf die Anwesenheit von "Nicht-Lymphozyten" und E mit der Pappenheim-Färbung bei insgesamt 300 ausgezählten Zellen.

2.2.0 - <u>Die altersabhängigen Veränderungen der Normwerte von Lymphozyten-Klassen beim Menschen.</u>

<u>Ergebnisse:</u>

a) Die absoluten Lymphozyten-Werte im Blut nehmen altersabhängig ab.

b) Die absoluten Werte für T-, B-, O- und D-Zellen zeigen eine statistisch signifikante Abnahme mit zunehmendem Alter. Die statistische Berechnung erfolgte mit der rank-correlation-Methode nach Spearman.

c) Die relativen Werte dieser Lymphozyten-Klassen, ausgedrückt in % verändern sich über das untersuchte Altersspektrum zwischen 19 und 80 Jahren nicht. Alle Werte bewegen sich innerhalb der Vertrauensgrenze.

d) Ein Unterschied zwischen Männern und Frauen besteht über den ganzen Altersbereich nicht.

e) Bei der Bewertung der Daten von Patienten ist, unter Heranziehung der absoluten Werte, ein Vergleich mit der jeweils altersbezogenen Norm erforderlich.

<u>Besprechung der Ergebnisse:</u> Die Beobachtung einer altersbezogenen Abnahme der absoluten Gesamt-Lymphozytenwerte im Blut stimmt mit anderen Autoren überein (13, 23, 24, 28, 67).

Die mit der vorgestellten Simultanmethode ermittelte Abnahme
der absoluten Werte für T-Lymphozyten mit zunehmendem Alter
entspricht den mit anderen Verfahren ermittelten Befunden (24,
42). Die Angaben über den relativen Anteil von T- und B-Lymphozyten sind in der Literatur nicht ganz einheitlich. Folgendes
kann aber gesagt werden: Unsere mit der Simultanmethode be-
stimmte Konstanz der relativen Werte stimmt mit einigen Angaben in der Literatur überein (24, 67, 76, 82), andere Autoren
(14, 38) beschreiben dagegen eine altersabhängige Minderung
der relativen T-Werte. Eine Analyse zeigt aber, daß in den
letztgenannten Untersuchungen auch Probanden unter 20 Jahre
einbezogen waren, die bei uns fehlten. Vergleicht man jedoch
die relativen T-Zellwerte bei Patienten zwischen 20 und 50
Jahren (14), dann ergibt sich ebenfalls eine Konstanz entsprechend den hier mitgeteilten Befunden. Unter denselben Gesichtspunkten stimmt auch die mit der Simultanmethode ermittelte altersunabhängige Konstanz der relativen B-Zellwerte mit
Angaben anderer Autoren (und anderer Methoden) (76, 72) - von
einer Ausnahme abgesehen (24) - überein.

3.0.0 - <u>Die Bestimmung der sauren Phosphatase peripherer
Lymphozyten und deren Aktivierbarkeit durch PHA.</u>

Das Prinzip des Verfahrens wurde von uns früher beschrieben
(33). Es beruht auf dem Nachweis von p-Nitrophenol (NP), das
bei pH 5,6 aus p-Nitrophenylphosphat freigesetzt wird.

Für alle hier mitgeteilten Untersuchungen wurde stets die
gleiche Versuchsanordnung benutzt. Im einzelnen sei folgendes erwähnt:
Isolierung peripherer Lymphozyten siehe oben (2.1.0); $2 \times 10^5$
Lymphozyten/ml; Medium = TC 199; stets 4-fache Ansätze; die
Versuchsansätze enthielten 50 µg PHA-P/ml (Difco); Inkubationszeit = 1 h, 37°C (die Werte nach einer Inkubation von 4 h sind
hier nicht aufgeführt); Fermentreaktion bei pH 5,6 (Michaelis-
Puffer) und Farbentwicklung bei pH 12,0, photometrische Bestimmung bei 405 nm in 20 mm Küvetten.

K = Kontroll- oder Basiswert (ohne PHA)

V = Versuch (mit PHA)

Puffer/Substrat-Kontrolle = ohne Zellen.

Die Werte werden angegeben in µg NP (bei stets gleicher Zell-
zahl), Stimulierbarkeit = V - K in µg NP ($\Delta$), Stimulierbarkeit % = 100(V - K)/K ($\Delta$ %); in diesem Fall handelt es sich um
eine Normalverteilung; deswegen Berechnung nach dem Pearson-
Korrelations-Koeffizienten (sh. 34).

3.1.0 - <u>Die altersbezogenen Normwerte.</u>

Die Ergebnisse wurden publiziert (34, 35, 69), dennoch seien
die Resultate summarisch wiedergegeben.

a) Sowohl die K- als auch die V-Werte zeigen eine Abnahme mit
   zunehmendem Alter. Dies ist statistisch signifikant. Die
   V-Werte nehmen aber altersbezogen weniger schnell ab als
   die K-Werte. Daraus resultiert mit zunehmendem Alter eine
   Zunahme von $\Delta$ µg NP.

b) Dieses Resultat kann zurückgeführt werden auf eine altersabhängige Änderung der individuellen Zelle und nicht auf eine Änderung des relativen Anteils verschiedener Lymphozyten-Klassen mit zunehmendem Alter. Begründbar ist dies durch die Verwendung stets gleicher Zahlen peripherer Lymphozyten und gleichem relativen Anteil der Lymphozyten-Klassen.

Besprechung der Ergebnisse: Bei einer Inkubationszeit von 1 h nehmen V- und K-Werte ab, die Stimulierbarkeit aber, ausgedrückt in $\Delta$ μg NP, nimmt geringfügig zu. Bei der längeren Versuchsdauer von 4 h nimmt aber auch diese Stimulierbarkeit ab, was mit einer Art altersabhängigen Erschöpfung der Zellen gedeutet werden könnte. Bei stets gleichen Zellzahlen für den Test und einer altersunabhängigen Konstanz der relativen Werte der Lymphozyten-Klassen dürften auch hier unterschiedliche Zusammensetzungen der Zellpopulationen nach Lymphozyten-Klassen keine Rolle spielen. Vergleichbare Ergebnisse liegen in der Literatur zu dieser Frage nicht vor. Mit ähnlicher Fragestellung wurde dagegen die PHA-induzierte Blastentransformation, gemessen am $^3$H-Thymidin-Einbau, untersucht. Dabei ergab sich ein altersabhängiger Abfall der Stimulierbarkeit der Zellen (76, 60). Insofern passen diese Befunde gut zusammen, jedoch ist zu erwähnen, daß beim Transformationsversuch eine mehrtägige Kulturdauer erforderlich ist im Gegensatz zu den hier beschriebenen Kurzzeitversuchen.

## 4.0.0 - Malignes Melanom

Beschrieben werden das Verteilungsmuster der Lymphozyten-Werte, ermittelt mit der Simultanmethode, sowie die Phosphatase-Aktivität peripherer Lymphozyten, nebst Einfluß einer Stimulierung durch PHA.

## 4.1.0 - Material und Methoden

a) Bestimmung der absoluten und relativen Werte der Lymphozyten-Klassen (T-B-O-D) mit der Simultanmethode (siehe oben).

b) Bestimmung der Aktivität der sauren Phosphatase peripherer Lymphozyten - Stimulierbarkeit durch PHA-P.

Die Daten beider Untersuchungen wurden mit der altersbezogenen Norm verglichen.

Folgende Patienten wurden untersucht:
- 30 Patienten mit malignem Melanom Stadium I; bei 3 weiteren Patienten wurden nur die Phosphatasewerte bestimmt.
- 2 Patienten mit malignem Melanom Stadium II; bei 1 weiterem Patient wurden nur die Phosphatasewerte bestimmt.
- 2 Patienten mit malignem Melanom Stadium III; bei 1 weiteren Patienten wurden nur die Phosphatasewerte bestimmt.

Wie meist bei klinischem Untersuchungsgut besteht oft keine Einheitlichkeit aller Voraussetzungen. Deswegen sei auf folgende Gesichtspunkte hingewiesen:

Stadium I: Nur bei 3 Patienten Untersuchungen vor einer jeden Behandlung; bei 27 Patienten erfolgte die Untersuchung nach inkl. chirurgischer Maßnahmen,
davon: 6 Patienten bis 1 Monat postoperativ,
10 Patienten zwischen 1 Monat und 1 Jahr postoperativ,
4 Patienten zwischen 1 und 2 Jahren postoperativ,
7 Patienten später als 2 Jahre postoperativ.
Bei dieser Gruppe von 27 Patienten erfolgten mehrere Untersuchungen zu verschiedenen Zeiten.
Nach der 1. Untersuchung wurden 5 Patienten mit BCG (Immunstimulation), 1 Patient radiologisch und 1 Patient kombiniert mit DTIC (Dimethyl-Triazeno-Imidazol-Carboxamid) und BCG behandelt; - danach weitere Untersuchungen.

Von den Patienten mit Melanom Stadium II wurden 2 postoperativ mit BCG, davon 1 zusätzlich noch mit DTIC behandelt; der 3. Patient wurde postoperativ radiologisch weiter behandelt. Die Untersuchungen erfolgten vor und während der Behandlung.

Alle 3 Patienten mit Melanom Stadium III wurden postoperativ kombiniert mit BCG/DTIC weiter behandelt. Auch hier wurden die Untersuchungen vor und während der Therapie durchgeführt.

4.2.0 - Absolute und relative Werte der Lymphozyten-Klassen bei Melanom-Patienten im Vergleich zur altersbezogenen Norm.

Ergebnis

Stadium I

a) Die absoluten Werte für T-Lymphozyten sind insgesamt betrachtet signifikant kleiner als die altersbezogene Norm (Abb. 1).

b) Die Gesamt-Lymphozyten/mm$^3$ sowie die absoluten Werte für B-, O- und D-Zellen sind gegen die altersbezogene Norm statistisch nicht signifikant verschieden (Abb. 2).

c) Die relativen Werte aller Klassen sind gegen die altersbezogene Norm ebenfalls nicht signifikant verschieden (Abb. 3).

Stadium II und III

a) Bei den wenigen Patienten der Stadien II und III lagen die absoluten T-Werte deutlich unter der altersbezogenen Norm; die B-Werte nur in Stadium II, während die absoluten Werte für O- und D-Zellen uneinheitlich waren.

b) Die relativen Werte für T-Lymphozyten lagen deutlich unter der altersbezogenen Norm. Eine statistische Aussage ist wegen der kleinen Fallzahl nicht möglich. Uneinheitlich waren die relativen Werte für B-, O- und D-Zellen.

Besprechung der Ergebnisse: Die Werte für T-, B-, aber auch von O-Zellen bei Melanompatienten wurden von verschiedenen

Autoren untersucht (3, 18, 51), jedoch wurden - im Gegensatz
zu unseren Untersuchungen - meist nur die relativen Anteile
wiedergegeben, so daß nur in dieser Hinsicht ein Vergleich
möglich ist. Beschrieben wurde (3, 21, 51) eine Reduktion der
relativen T-Zell-Zahlen, was bei unseren Untersuchungen nur
in Stadium II und III deutlich war. In Stadium I war lediglich eine (statistisch nicht signifikante) Tendenz zu niedereren Werten festzustellen. Ähnlich lagen die Verhältnisse
beim Vergleich der relativen B-Zellwerte (3).

Beschrieben wurde, daß die absoluten T-Zellwerte in allen Stadien unverändert seien (8). Diese Angabe ist aber insofern
nicht belegend, da es sich bei dieser Mitteilung lediglich um
7 Patienten insgesamt handelte.

Nach den vorliegenden Daten ist offenbar die Bestimmung der
absoluten T-Zellwerte - und in späteren Stadien auch die
diesbezüglichen relativen Werte - von besonderer Bedeutung.

4.2.1 - <u>Einfluß der Therapie auf die Werte der Lymphozyten-Klassen.</u>

<u>Einfluß einer postoperativen Behandlung mit BCG oder BCG + DTIC:</u> 3 Patienten wurden postoperativ mit BCG behandelt. Nur
bei einem dieser Patienten stiegen die Werte für die absoluten T-Lymphozyten an, um später wieder abzufallen, während
die absoluten Werte der B-Zellen kontinuierlich anstiegen.
Auch der relative Anteil der T-Zellen stieg zunächst geringfügig an, um dann stark reduziert zu werden. Bei den weiteren
Patienten kam es unmittelbar nach BCG-Behandlung zu einem Abfall der absoluten T-Zellwerte.

Die kombinierte Therapie mit BCG und DTIC führte ebenfalls
nicht zu einem nachhaltigen Anstieg der T-Zellwerte. Ähnliche
Resultate wurden auch anderweitig erhoben (68). Es wäre durchaus denkbar, daß das Zytostatikum DTIC einer durch BCG erwünschten Immunstimulation entgegenwirkt.

4.3.0 - <u>Die Aktivität der sauren Phosphatase peripherer
Lymphozyten bei Melanom-Patienten, Effekt von PHA
in vitro - Vergleich mit der altersbezogenen Norm.</u>

Ergebnisse:

a) Die Kontroll- oder Basiswerte (also ohne PHA-Stimulierung)
   sind bei 27 von 33 Patienten Stadium I gegen die altersabhängige Norm reduziert (Abb. 4). Dabei lagen die "Melanom-Werte" mit einer Korrelationsklassifikation von 71 %
   (nach der linearen Diskriminationsanalyse 68 % für die Normalwerte und sogar 86 % für den Wert bei Melanom-Patienten
   Stadium I) unter der Norm. Der Vergleich der Regressionsgeraden gab eine Ungleichheit auf dem 5 % Niveau.

b) Ähnlich verhalten sich die V-Werte (Stimulierungswert nach
   1 h Inkubation) (Abb. 5). Auch hier lagen die "Melanom-Werte" mit einer Korrelationsklassifikation von 71 % unter
   der Norm (68 % für die Normalwerte und 81 % für die "Melanom-Werte"). Dagegen ist der Stimulierungsgrad, also die

Differenz zwischen K und V in $\Delta$ µg NP (Abb. 6) nicht ausreichend gesichert.

c) Dies besagt, daß für diesen Test die niederen Ausgangswerte von K resp. die V-Werte als Ausdruck des Tumorgeschehens wichtiger sind, als die Werte von $\Delta$ µg NP.

d) Bei allen Patienten mit den Stadien II und III lagen K- und V-Werte ausgesprochen tief, relativ zur altersbezogenen Norm. Ohne wegen der geringen Zahl der Patienten dieser Stadien eine statistische Angabe machen zu können, gewinnt man aber den Eindruck, daß die besonders niederen Werte Ausdruck eines fortgeschrittenen Tumorstadiums sind.

e) Dieser Befund mit dem beschriebenen Kurzzeit-Test entspricht den Aussagen anderer Autoren (15) über die reduzierte Transformation, gemessen über den Einbau von $^3$H-Thymidin. Ein Vergleich der Basiswerte ist aber nicht möglich, da die letztgenannten Autoren solche nicht angaben. Gleichsinnig lauten auch andere Angaben (8), wobei z.T. aber nur eine reduzierte Transformation in Stadium III beschrieben wurde (32).

f) Danach kann angenommen werden, daß die Bestimmung der sauren Phosphatase mit dem Vorteil einer schnellen Befundung zu vergleichbaren Resultaten führt wie der über ca. 3 - 5 Tage führende Transformationstest.

4.3.1 - <u>Einfluß therapeutischer Maßnahmen auf die Phosphatase-Aktivität und deren Stimulierbarkeit durch PHA - Kasuistik.</u>

Von 33 Patienten Stadium I wurden 5 Patienten mit BCG behandelt und ein weiterer Patient kombiniert mit BCG + DTIC.

Bei 4 postoperativ mit BCG behandelten Patienten kam es zunächst zu einem Abfall der K- und V-Werte (K stärker als V, daher Zunahme der Werte von $\Delta$ µg NP).

Bei 2 Patienten Stadium II wurden die Phosphatase-Werte im Verlauf einer Kombinationsbehandlung mit BCG und DTIC verfolgt. Die Resultate waren in beiden Fällen vergleichbar. Die Verlaufskurve des einen Patienten ist wiedergegeben (Abb. 7). Daraus ist zu entnehmen: Nach Entfernung des Primärtumors stiegen die präoperativ niederen K- und V-Werte deutlich an. Bei Exzision einer Lymphknoten-Metastase folgte ein weiterer Anstieg der Werte. Wiederholte therapeutische Gaben führten zu einer Stimulierung, Gaben des Zytostatikums allein aber zu einem drastischen Abfall der Werte. In einem längeren therapiefreien Intervall kam es zu einem Abfall der K-Werte bei etwa konstant bleibenden V-Werten.

Diese - zunächst nur kasuistischen - Beobachtungen weisen darauf hin, daß sich die klinisch-therapeutische Situation im Testergebnis offenbar wiederspiegelt. Dies spricht für die mögliche Brauchbarkeit der Methode als zusätzlichen Beurteilungs-Parameter.

5.0.0 - <u>Mamma- und Genitaltumoren der Frau</u>

Patientinnen mit malignen Mamma- resp. Genitaltumoren sollen auf eine Veränderung des Musters von Lymphozyten-Klassen und auf Veränderungen der Aktivität der sauren Phosphatase peripherer Lymphozyten gegenüber der altersbezogenen Norm untersucht werden.

5.1.0 - <u>Material und Methoden</u>

Zur Bestimmung der absoluten und relativen Werte der Lymphozyten-Klassen wurde die oben beschriebene Simultanmethode angewandt und zur Bestimmung der sauren Phosphatase-Aktivität peripherer Lymphozyten sowie deren PHA-Reaktivität die unter 4.1.0 angegebenen technischen Parameter. Alle Daten wurden bewertet relativ zur altersbezogenen Norm.

Bei der Auswahl des Krankenguts ist auch hier zu berücksichtigen, daß es nicht immer leicht ist, Blutproben zum richtigen Zeitpunkt und mit ausreichenden Angaben zu erhalten.

Das Krankengut setzte sich folgendermaßen zusammen:

a) <u>Mamma-Karzinome</u> (Patientinnen im Alter von 36 - 85 Jahren)
Die Tumorstadien waren von klinischer Seite nach dem TNM-System, bzw. nach Steinthal in Stadien klassifiziert. In einigen Fällen lag keine Klassifizierung vor. Deswegen folgende Einteilung:

Stadium I: 3 Patientinnen, entsprechend $T_2N_0M_0$, $T_1N_0M_0$ und 1 Adenokarzinom ohne axilläre Lymphknoten-Metastasen.

Stadium II: 3 Patientinnen ohne TNM-Klassifikation.

Stadium III: 2 Patientinnen entsprechend $T_3N_3M_0$, $T_3N_1M_0$

Stadium IV: 4 Patientinnen entsprechend $T_4N_2M_2$, $T_3N_3M_1$, $T_4N_1M_1$
sowie Cancer en Cuirasse,
ferner

Sekundär-
tumoren: 2 Patientinnen mit lokalem Rezidiv,
sowie
1 Patientin bzw. 6 Patientinnen ohne Klassifizierung, die zur Bestimmung der lymphozytären sauren Phosphatase herangezogen wurden.

b) <u>Karzinome des Genitaltrakts</u>

Cervixkarzinom, Stadium I: 3 Patientinnen
Karzinom des corpus uteri, Stadium II: 2 Patientinnen
Ovarialkarzinom: 4 Patientinnen, davon 2 mit metastasierendem Karzinom, 1 Patientin mit rezidivierendem Tumor und 1 Patientin ohne nähere Angaben
Carcinoma in situ der Cervix uteri: 6 Patientinnen.

### 5.2.0 - Quantifizierung peripherer Lymphozyten-Klassen relativ zur altersbezogenen Norm.

Ergebnisse:

Mamma-Karzinome:

a) Die Gesamt-Lymphozytenzahl/mm$^3$ ist sehr variabel; eine eindeutige Tendenz ist nicht festzustellen. In 9 von 15 Fällen liegen die Werte unter der altersbezogenen Norm; die restlichen Werte liegen über oder innerhalb des Normbereichs.

b) Ähnlich ist das Ergebnis bei der Betrachtung der absoluten Zahl von T-Lymphozyten/mm$^3$ sowie der relativen Zahl von T-Zellen (Abb. 8 und 9).

c) Auch bei den B-, O- und D-Lymphozyten zeigt sich keine einheitliche Tendenz.

Genital-Karzinome:

a) Faßt man bei der Betrachtung der Patientinnen mit Cervix-Karzinom (Stadium I) und Karzinomen des corpus uteri (Stadium II) zusammen, dann lagen, mit 1 Ausnahme, durchweg die Werte der Gesamt-Lymphozyten/mm$^3$, aber auch die absoluten T-Zellwerte unter der altersbezogenen Norm (Abb. 8).

b) Die relativen T-Zellwerte verhalten sich dagegen weniger einheitlich (Abb. 9).

c) Auch die absolute Zahl der B-Lymphozyten pro mm$^3$ Blut lag bei der Mehrzahl der Patientinnen unter der altersbezogenen Norm (Abb. 10), während die relativen Werte für B-Lymphozyten sehr inhomogen waren (Abb. 11).

Carcinoma in situ der Cervix:

a) Gesamt-Lymphozytenzahl pro mm$^3$, aber auch die absoluten T-Zellwerte schwankten gegenüber den Werten bei invasiven Tumoren in weiten Grenzen (Abb. 8). Die relativen T-Werte zeigten dagegen nur bei einem von 6 Fällen eine gewisse Erhöhung gegenüber der altersbezogenen Norm, lagen sonst aber darunter (Abb. 9).

b) Das Verhalten der relativen und absoluten B-Zellwerte war konform (Abb. 10 und 11). Erhöhten Werten bei 5 Patientinnen standen nur 2 erniedrigte oder Normwerte gegenüber.

Besprechung der Ergebnisse: Wichtig war für die Bewertung unserer Resultate der Vergleich mit der altersbezogenen Norm. Bei Mamma-Tumoren konnten wir keine signifikanten Unterschiede beobachten. Übereinstimmend mit anderen Autoren sind unsere Daten bezüglich der Gesamt-Lymphozytenzahlen/mm$^3$ und der relativen Anteile der T- und B-Lymphozyten (70). Hinzuweisen ist aber darauf, daß oft nur die relativen Werte für T- und B-Lymphozyten angegeben wurden (70, 30, 63). Häufig wurde auch keine Stadieneinteilung der Tumoren angegeben (61, 30, 63). Die in einer Publikation beschriebene Reduktion der relativen Werte für T-Lymphozyten in Abhängigkeit vom Stadium der Mamma-Karzinome (77) entsprach - wenn auch nicht in dieser Einheitlichkeit - unseren Resultaten. Dies mag eine Frage der Beobachtungszahl und der statistischen Evaluierung sein, wobei die Frage nach einer klinischen Relevanz (also für den Einzelfall) von nur statistisch belegbaren Abweichungen von der Norm außerdem noch im Hintergrund steht.

Bei Cervix-Karzinomen fanden auch andere Autoren (61) reduzierte Werte für die absoluten T-Lymphozyten-Zahlen, während die relativen Werte (T- und B-Lymphozyten) unterschiedlich beurteilt wurden (63).

Insgesamt darf aufgrund dieser Vergleiche angenommen werden, daß die Bestimmung der absoluten T-Werte unter Berücksichtigung des Altersbezugs eine eindeutigere Aussage zulassen, als die relativen Werte.

### 5.3.0 - Phosphatasewerte peripherer Lymphozyten und deren Stimulierbarkeit durch PHA bei Tumorpatientinnen unter Berücksichtigung des Lebensalters.

Ergebnisse:

Mamma-Karzinome:

a) Sowohl die K- oder Basiswerte (Abb. 12) als auch die V-Werte (nach PHA-Stimulierung) streuen stark. Dies gilt für die (allerdings wenigen) stadienbezogenen Fälle ebenso wie für das Gesamtkollektiv. Man könnte eine Tendenz zu niedrigeren Werten annehmen.

b) Auch die Werte für die Stimulierbarkeit ($\Delta \mu g$ NP) weisen auf die letztgenannte Tendenz hin.

Genitalkarzinome:

a) Die K- oder Basiswerte sind bei allen invasiven Karzinomen, mit einer Ausnahme, durchweg sehr deutlich erniedrigt (Abb. 12).

b) Dies gilt im wesentlichen auch für die V-Werte.

c) Die berechneten Werte für die Stimulierbarkeit sind dagegen uneinheitlich.

d) Die K- oder Basiswerte der sauren Phosphatase, aber auch die V-Werte, scheinen demnach als zusätzliche Parameter für eine klinische Bewertung eher von Bedeutung zu sein, als die Differenz beider Werte als Ausdruck der Stimulierbarkeit in diesem Testsystem.

Carcinoma in situ der Cervix:

a) K- und V-Werte sind, von 2 Ausnahmen abgesehen, gegen die altersbezogene Norm erniedrigt (Abb. 12).

b) Auch bei dieser Gruppe sind die Werte für $\Delta$ (Stimulierbarkeit) inhomogen.

**Besprechung der Ergebnisse:** Zur Stimulierbarkeit peripherer Lymphozyten mit PHA sind Vergleiche nur schwer möglich, da die in der Literatur beschriebenen Beobachtungen auf dem Transformationstest beruhen (17, 70 u.a.); z.T. wurden aber außerdem nur die Stimulierungswerte oder die Stimulierbarkeit angegeben. Die eigenen Versuche mit Bestimmung der lymphozytären sauren Phosphatase als Parameter ergaben bei den Genitaltumoren einheitlich und meist sehr ausgeprägt eine Reduktion der Basiswerte, bezogen zur altersabhängigen Norm. Besonders deutlich war dieser Befund bei 3 prognostisch ungünstigen Fällen von Ovarialkarzinom. Auch bei diesen Untersuchungen waren die V-Werte oder die Stimulierbarkeit, ausgedrückt in $\Delta$ $\mu$g NP, weniger eindrucksvoll.

### 6.0.0 - Karzinome des Magen-Darm-Trakts

In diesem Untersuchungsabschnitt werden Patienten mit Karzinomen des Magens, des Rektums bzw. des Sigmoids und des Pankreas zusammengefaßt.

### 6.1.0 - Material und Methoden

Wie bei den vorgenannten Untersuchungen wurden folgende Methoden benutzt: Simultanmethode zur Bestimmung der absoluten Werte und der relativen Anteile von T-, B-, O- und D-Lymphozyten, sowie die Bestimmung der Aktivität der sauren Phosphatase peripherer Lymphozyten und deren Stimulierbarkeit durch PHA.

Die Patienten wurden nach klinischen Gesichtspunkten in folgende Gruppen zusammengefaßt:
- 10 Patienten mit Magen-Karzinom (Alter: 34 - 86 Jahre)
- 26 Patienten mit Rektum- bzw. Sigmoid-Karzinom (Alter: 38 - 92 Jahre)
- 5 Patienten mit Pankreas-Karzinom (Alter: 50 - 80 Jahre).

### 6.2.0 - Verteilung der Lymphozyten-Klassen im peripheren Blut im Vergleich zur altersbezogenen Norm.

Ergebnisse:

Magen-Karzinom:

a) Die absoluten Werte für T-Lymphozyten (Abb. 13) sind - von 2 Ausnahmen abgesehen - bei allen Patienten (10 Personen) gegen die altersbezogene Norm reduziert.

b) Weniger einheitlich ist dies bei Betrachtung der relativen T-Werte; bei nur der Hälfte der Patienten lagen die Werte unterhalb des Vertrauensbereichs der Norm (Abb. 14).

c) Uneinheitlich waren auch die absoluten und relativen Werte für B-Lymphozyten.

Pankreas-Karzinom:

Die Ergebnisse sind eindrucksvoll.

a) Die absoluten Werte für T-Lymphozyten liegen in allen 5 Fällen unter der altersbezogenen Norm (Abb. 13).

b) Dies gilt bei dieser Gruppe von Patienten auch für die relativen T-Werte (Abb. 14).

c) Weniger einheitlich war das Bild für die Bewertung der absoluten und relativen Werte der anderen Lymphozyten-Klassen.

Rektum- bzw. Sigmoid-Karzinome:

a) Die absoluten Werte der T-Lymphozyten/$mm^3$ streuen etwa hälftig über resp. unter der altersbezogenen Norm. Von den 5 Patienten mit den niedrigsten Werten (43, 58, 74, 77 und 92 Jahre) wurde 1 Patient (43 J.) zytostatisch mit 5-Fluorouracil behandelt, 2 hatten ein Rezidiv (28 und 98 J.) und verstarben 2 Monate später, 1 (77 J.) hatte ein fortgeschrittenes Karzinom mit Metastasen und bei 1 (77 J.) waren keine klinischen Besonderheiten bekannt. Zumindest bei diesen Patienten ist eine Korrelation zu den Befunden der klinischen Situation gegeben.

b) Uneinheitlich waren auch die absoluten und relativen Werte für die B-Lymphozyten.

Besprechung der Ergebnisse: Im Gegensatz zu unseren Befunden wurden bei Patienten mit verschiedenen Karzinomen, darunter auch Karzinome des Magen-Darm-Trakts, reduzierte Werte für die relativen Lymphozyten-Zahlen beschrieben (81). Dabei war aber das methodische Vorgehen verschieden: Es wurden die sog. "active rosettes", also unmittelbar nach Zentrifugation des Reaktionsgemisches, gezählt, während bei unseren Versuchen die sog. "late rosettes" (nach 1-stündiger Inkubation bei $0^{\circ}C$) gewertet wurden.

Auch andere Unterschiede zu unseren Resultaten (50) sind durch technische Differenzen zu erklären: Wenn die absoluten T-Zellwerte bei älteren Karzinom-Patienten mit Normwerten von jungen Probanden verglichen werden (50), dann ist eine Reduktion der Werte bei Karzinom-Patienten ohne Berücksichtigung der altersbezogenen Norm verständlich und birgt in sich zwangsläufig einen erheblichen Fehler.

6.3.0 - <u>Die Phosphatase-Aktivität peripherer Lymphozyten und deren Aktivierbarkeit durch PHA unter Berücksichtigung des Lebensalters.</u>

Ergebnisse:

Magen-Karzinome:

a) Die K- oder Basiswerte sind in den meisten Fällen (10 von 14) mehr oder weniger gegen die altersbezogene Norm reduziert (Abb. 15).

b) Dies gilt auch für die V-Werte (nach Stimulierung durch PHA).

c) Es scheint, als sei die Reduktion mit zunehmendem Alter ausgeprägter (Abb. 15).

d) Die Stimulierbarkeit, ausgedrückt in $\Delta$ µg NP nimmt mit zunehmendem Alter deutlich ab (Abb. 16).

Pankreas-Karzinome:

a) Die K- oder Basiswerte sind hier unauffällig (Abb. 15), die V-Werte gegen die Norm eher reduziert.

b) Die Stimulierbarkeit war dagegen in allen 5 Fällen deutlich erniedrigt (Abb. 16).

Rektum- bzw. Sigmoid-Karzinome:

a) Die K- oder Basiswerte, wie auch die V-Werte (Stimulierungswerte) zeigten über alle Altersstufen eine sehr große Streubreite, waren also nicht einhellig (Abb. 15).

b) Die Stimulierbarkeit ($\Delta$ µg NP) war in fast allen Fällen - ähnlich wie bei Pankreas-Tumoren - deutlich gegen die altersbezogene Norm reduziert (Abb. 16).

Bei Magen-, Darm- und Pankreas-Karzinomen scheint also auch die Stimulierbarkeit und nicht nur die K- oder V-Werte ein diagnostisch verwertbarer Parameter zu sein.

Besprechung der Ergebnisse: Periphere Lymphozyten von Patienten sollen nach Angaben in der Literatur schon bei frühen Magen-Karzinomen gegen PHA eine verminderte Reaktionsbereitschaft (57), gemessen mit dem Transformationstest, aufweisen. Insofern besteht ein gewisser Gegensatz zu unseren Befunden. In der angeführten Arbeit fehlt aber ein Altersbezug der Resultate. Von der unterschiedlichen Methode gegenüber unseren Versuchen mit der Phosphatase-Bestimmung abgesehen sind diese Angaben auch aus diesem Gesichtspunkt nicht vergleichbar.

7.0.0 - Sonstige maligne Tumoren

Mehr im Sinne einer Kasuistik wurden auch Patienten mit malignen Tumoren anderer Lokalisation untersucht.

7.1.0 - Material und Methoden

Die Bestimmung der Lymphozyten-Klassen und deren Spektrum erfolgte ebenso wie die Bestimmung der sauren Phosphatase und deren Aktivierbarkeit in oben beschriebener Weise.

Folgende Erkrankungen wurden in die Untersuchung einbezogen:

- 7 Patienten (35 - 75 Jahre) mit Tumoren des Verdauungstrakts,
  - davon 3 Patienten mit Oesophagus-Karzinom, 2 Patienten mit Coecum-Karzinom und je 1 Patient mit einem Karzinom der Mundhöhle und der Papilla Vateri.

- 4 Patienten (45, 61, 64 und 86 Jahre) mit Lungen-Karzinom - für die Phosphatase-Bestimmung noch 11 weitere Patienten im Alter zwischen 42 und 86 Jahren.
- 4 Patienten mit Malignom, davon
  - 1 Patient (36 J.) mit osteogenem Sarkom,
  - 1 Patient (24 J.) mit Synovialom,
  - 1 Patient (65 J.) mit metastasierendem Neoplasma unbekannter Primärlokalisation,
  - 1 Patient (71 J.) mit Beckentumor (fragliches Prostata-Karzinom).

7.2.0 - Verteilung der Lymphozyten-Klassen im peripheren Blut im Vergleich zur altersbezogenen Norm.

Ergebnisse:

a) Bei den Intestinal-Tumoren sind die absoluten T-, aber auch die B-Zellwerte nicht einheitlich, jedoch lagen 5 von 7 Werten unter der altersbezogenen Norm (Abb. 17).

b) Ebenfalls bei Intestinal-Tumoren und unter Berücksichtigung der Vertrauensgrenze lagen die relativen Werte für T- und B-Lymphozyten in 5 von 7 Fällen im Bereich der Norm.

c) Bei Lungen-Karzinomen lagen die absoluten Werte für T- und B-Lymphozyten pro mm$^3$ deutlich über der Norm, die relativen Werte für T-Zellen jedoch darunter (Abb. 18).

d) Bei den übrigen Fällen von Malignomen liegen die absoluten T-Werte ebenso wie die B-Werte fast stets im Normbereich; bei der relativen Betrachtung (relative Werte) die T-Werte aber ebenso wie bei Lungenkarzinomen darunter.

Besprechung der Ergebnisse: Der relative Anteil von T-Lymphozyten bei fortgeschrittenen Lungentumoren und schlechter Prognose ist nach Angaben in der Literatur (1) reduziert. Dies entspricht auch unseren Befunden. Angaben zum diesbezüglichen Verhalten der B-Lymphozyten oder Angaben zum Altersbezug fehlen in der Literatur. Es handelt sich hier wegen der geringen Fallzahl mehr um eine Kasuistik, wobei die Gruppen zudem noch eine gewisse Inhomogenität für die Beurteilung aufweisen. Dennoch ist auffallend, daß bei Intestinal-Tumoren die absolute Zahl der hier besonders interessierenden T-Lymphozyten meist unter der altersbezogenen Norm liegen; bei Lungen-Karzinomen dagegen liegen die absoluten T-Werte über der Norm und ein Abfall ist nur - aber ausgeprägt - bei den relativen T-Werten zu erkennen. Diese unterschiedlichen Auswirkungen des Tumorgeschehens bei den beiden Gruppen von Erkrankungen bedarf noch weiterer Abklärung.

7.3.0 - Die Phosphatase-Aktivität peripherer Lymphozyten und deren Aktivierbarkeit durch PHA unter Berücksichtigung des Lebensalters.

Ergebnisse:

a) Bei Patienten mit Intestinal-Tumoren liegen die K- oder Basiswerte, aber auch die V- oder Stimulierungswerte -

von 1 Ausnahme bei 7 Patienten abgesehen - alle deutlich unter der altersbezogenen Norm (Abb. 19).

b) Bei derselben Krankheitsgruppe liegen auch - ebenfalls mit einer Ausnahme - alle Werte der Stimulierbarkeit ($\Delta \mu g$ NP) sehr deutlich unter der Norm (Abb. 20).

c) Bei Patienten mit <u>Lungen-Karzinom</u> waren die K-Werte ebenso wie die V-Werte und die Werte der Stimulierbarkeit ziemlich uneinheitlich. Die tiefsten Werte wurden aber bei Patienten beobachtet, die unter zytostatischer Therapie standen.

d) Bei den wenigen restlichen <u>Malignomen</u> lagen K- und V-Werte eher unter der Norm.

<u>Besprechung der Ergebnisse:</u> Die K- oder Basiswerte, sowie die V-Werte, aber auch die Werte für die Stimulierbarkeit sind bei den Patienten mit intestinalen Tumoren meist ausgeprägt reduziert. Dies ist bei den Patienten mit Lungen-Karzinomen weniger der Fall, wenn auch in 2/3 der 15 Patienten eine gegen die Norm geringere Aktivität nachgewiesen wurde. Möglicherweise wäre aber doch daran zu denken, daß die Phosphatase-Werte bei Lungen-Karzinomen weniger als bei intestinalen Tumoren das Krankheitsbild wiederspiegeln. Andererseits wurde aber auch gezeigt (25, 49), daß bei Verwendung des Transformationstestes die PHA-Reaktivität von peripheren Lymphozyten von Patienten mit Lungen-Karzinom in etwa gleich hohem Prozentsatz wie bei unseren Untersuchungen reduziert wird.

8.0.0 - Literaturverzeichnis

1. Anthony, H.M., J.A. Kirk, K.E. Mason, G.H. Templeman: Clin. Exp. Immunol. 20,1: 29 - 40 (1976)

2. Augener, W., G. Cohen, G. Brittinger: Biomedicine Express 21: 6 - 8 (1974)

3. Babu-Sikov, A.O., A.L. Novotny, A.K. Schnekov, A.D. Turkov, A.M. Havrankov: Neoplasma 23: 635 - 644 (1977)

4. Bakacs, T., P. Gergely, S. Cornain, E. Klein: Int. J. Cancer 19,4: 441 - 449 (1977)

5. Basten, A., J.-F. Miller, J. Sprent, J. Pye: J. exp. Med. 135: 610 - 626 (1972)

6. Berke, G., W. Ax, H. Ginsburg, M. Feldman: Immunol. 16: 643 - 657 (1969)

7. Bianco, C., R. Patrick, V. Nussenzweig: J. exp. Med. 132: 702 - 720 (1970)

8. Bickhardt, R., J. Kunze: Z. Hautkr. 49: 315 - 333 (1974)

9. Bluming, A.Z., C.L. Vogel, J.L. Ziegler, J.W. Kiryabwire: J. Natl. Cancer Inst. 48: 17 - 24 (1972)

10. Boldt, D.H., R.P. MacDermott, E.P. Jorolan: J. Immunol. 114,5: 1532 - 1536 (1975)

11. Boldt, D.H., S.F. Speckart, R.P. MacDermott, G.S. Nash, J.E. Valeski: Blood 49,5: 745 - 757 (1977)

12. Brunner, K.T., J. Manuel, J.-C. Cerottini, B. Chapuis: Immunol. 14: 181 - 196 (1968)

13. Brüschke, G., H. Herrmann, F.H. Schulz: Med. Welt II: 2460 - 2466 (1960)

14. Carosella, E.D., K. Mochanko, M. Braun: Cell. Immunol. 12: 323 - 325 (1974)

15. Catalona, W.J., W.F. Sample, P.B. Chretien: Cancer 31: 65 - 71 (1973)

16. Cerottini, J.-C., K.T. Brunner: Adv. Immunol. 18: 67 - 132 (1974)

17. Chatterjee, M., J.J. Barlow, H.J. Allen, W.S. Chung, M.S. Piver: Cancer 36: 956 - 962 (1975)

18. Chess, L., R.P. MacDermott, S.T. Schlossman: J. Immunol. 113,4: 1113 - 1121 (1974)

19. Chess, L., R.P. MacDermott, S.T. Schlossman: J. Immunol. 115,6: 1483 - 1487 (1975)

20. Chiao, J.W., V.S. Pantic, R.A. Good: Clin. exp. Immunol. 18: 483 - 490 (1974)

21. Claudy, A., N. Fouad-Wassef, N. Pelletier: Ann. Dermatol. Syphiligr. 102: 415 - 419 (1975)

22. Cohen, G.: Dtsch. med. Wschr. 99: 2241 - 2245 (1974)

23. Cohen, G., W. Augener, A. Buka, G. Brittinger: Acta Haemat. 51: 65 - 75 (1974)

24. Cohen, G., W. Augener, A. Reuter, G. Brittinger: Z. Immun. Forsch. 149: 463 - 468 (1975)

25. Dalbow, M.H., J.P. Concannon, C.P. Eng, C.S. Weil, J. Conway, P.T. Narayanan Nambisan: J. Lab. Clin. Med. 90,2: 295 - 302 (1977)

26. Dean, J.H., J.S. Silva, J.L. McCoy, C.M. Leonhard, G.B. Cannon, R.B. Heberman: J. Immunol. 115,5: 1449 - 1455 (1976)

27. Dickler, H.B., H.G. Kunkel: J. exp. Med. 136: 191 - 196 (1972)

28. Dickler, H.B., N.F. Adkinson, R.I. Fisher, W.D. Terry: J. clin. Invest. 53: 834 - 840 (1974)

29. Dickler, H.B., N.F. Adkinson jr., W.D. Terry: Nature 247: 213 - 215 (1974)

30. Eremin, C., D. Plumb, R.R. Coombs: Int. Arch. Allergy appl. Immunol. 52: 277 - 290 (1977)

31. Frøland, S.S., F. Wisløff, T.E. Michaelsen: Int. Archs. Allergy 47: 124 - 138 (1974)

32. de Gast, G.C., T.H. The, H. Schraffordt Koops, H.A. Huiges, J. Oldhoff, H.O. Nieweg: Cancer: 17 - 33 (1975)

33. Gillissen, G., E. Mecke: Z. Immun. Forsch. 146: 55 - 70 (1973)

34. Gillissen, G., W. Spölgen, A. Sticker: Z. Immun. Forsch. 153: 107 - 119 (1977)

35. Gillissen, G., A. Sticker, U. Buschsieweke: Annual Meeting of the European Academy of Allergology and Clinical Immunology, Aachen, 17. - 19. Juni 1976; Allergologia et Immunopathologia 4,3: 187 (1976)

36. Greaves, M.F., J.J.T. Owen, M.C. Raff: T and B lymphocytes origins, properties and roles in immune response (Excerpta Medica, Amsterdam; American Elsevier Publishing Co., Inc. New York; 1974)

37. Haegert, D.G., T. Hallberg, R.R.A. Coombs: Int. Archs. Allergy 47: 525 - 538 (1974)

38. Han, T., J. Minowada, S. Subramanian, L.F. Sinks: Immunology 31: 519 - 525 (1977)

39. Hellström, K.E., I. Hellström: Immunologic Enhancement of Tumor Growth, in: Mechanisms of Tumor Immunity, Green, I., S. Cohen, R.T. McCluskey, John Wiley & Sons, 1977

40. Henney, C.S.: J. Immunol. 107: 1558 - 1566 (1971)

41. Henney, C.S.: Mechanisms of Tumor Cell Destruction, in: Mechanisms of Tumor Immunity, Green, I., S. Cohen, R.T. McCluskey, John Wiley & Sons, 1977

42. Higgy, K.E., G.F. Burns, F.G. Hayhoe: Scand. J. Haematol. 18,5: 437 - 448 (1977)

43. Hollinshead, A., C.G. McWright, T.C. Alford, D.H. Glew, P. Gold, R.B. Heberman: Science 177: 887 - 889 (1972)

44. Hollinshead, A.C., R.B. Heberman, W.J. Jaffurs, L.-K. Alpert, J.P. Minton, J.E. Harris: Cancer 34: 1235 - 1243 (1974)

45. Hollinshead, A.C., W.T. Jaffurs, L.K. Alpert, J.E. Harris, R.B. Heberman: Cancer Res. 34: 2961 - 2968 (1974)

46. Husby, G., P.M. Hoagland, R.G. Strickland, R.C. Williams jr.: J. Clin. Invest. 57: 1471 - 1482 (1976)

47. Jondal, M., G. Holm, H. Wigzell: J. exp. Med. 136: 207 - 215 (1972)

48. Jønsson, V.: Scand. J. Haemat. 13: 361 - 369 (1974)

49. Kerman, R.H., S.S. Stefani: Oncology 34,1: 10 - 12 (1977)

50. Kongoo, G., M.M. Reddy: J. Med. 7 (3-4): 297 - 305 (1976)

51. Kozinger, B., A.B. Cosimi, K.J. Bloch: J. Natl. Cancer Inst. 55: 1295 - 1299 (1976)

52. Liedtke, B., Zs. Pusztai-Markos, H. Jung, G. Cooreman, G. Rau, M.W. Scheiwe, U. Essers, K.H. Stürner: Internat. Symposium über Brustkrebs und Brustrekonstruktion, München, 12. - 14. September 1980, Book of Abstracts, Demeter Verlag, Gräfelfing

53. Luckasen, J.R., A. Sabad, K. Gajl-Peczalska, J.A. Kersey: Clin. exp. Immunol. 16: 535 - 540 (1974)

54. Mendes, N.F., S.S. Miki, Z.F. Peixinho: J. Immunol. 113: 1351 - 1356 (1974)

55. Mendes, N.F., C.C. Musatti, M.E.A. Tolnai: Int. Arch. Allergy 46: 695 - 706 (1974)

56. Nussenzweig, V., C. Bianco, P. Dukor, A. Eden: Receptors for C3 on B lymphocytes: possible role in the immune response, in: Progress in Immunology, p. 73, Editor: Amos, B.; Academic Press, New York (1971)

57. Ouchi, E., N. Nomura, J. Sato, K. Seiji, S. Watabe: Tohoku J. Exp. Med. 116 (4): 333 - 339 (1976)

58. Papamichail, M., E.J. Holborow, H.I. Keith, H.L.F. Currey: Lancet: 64 - 66 (1972)

59. Perlman, P., H. Perlman, H. Wigzell: Transpl. Rev. 13: 91 - 114 (1972)

60. Pisciotta, A.V., D.W. Westring, C. dePrey, B. Walsh: Nature 215: 193 - 199 (1967)

61. Potvin, C., J.L. Tarpley, B. Chretien: Clinical Immunology and Immunopathology 3: 476 - 481 (1975)

62. Pusztai-Markos, Zs.: Fortschr. d. Medizin 97 (11): 487 - 493 (1979)

63. Raben, M., N. Walach, U. Galili, M. Schlesinger: Cancer 37: 1417 - 1421 (1976)

64. Robinson, J.A., Y. Lertratanakul: J. immunol. Methods 8: 53 - 60 (1975)

65. Rosenau, W., H.D. Moon: J. Immunol. 96: 80 - 84 (1966)

66. Ross, G.D., M.J. Polley, E.M. Rabellino, H.M. Grey: J. exp. Med. 138: 798 - 811 (1973)

67. Silverman, N.A., C. Potvin, J.C. Alexander, P.B. Chretien: Clin. exp. Immunol. 22: 285 - 292 (1976)

68. Spitler, L.E., A.S. Levin, J. Wybran: Cellular Immunology 21: 1 - 19 (1976)

69. Spölgen, W., G. Gillissen: 7th Internat. Congr. of the Reticulo-endothelial Society and the First Scientific Meeting of the European Reticulo-endothelial Society, Pamplona, 15. - 20. September 1975, J. of Reticulo-endothelial Soc. 18: Abstract-Suppl., p. 11 a (1975)

70. Stjernwärd, J., M. Jondal, F. Vánky, H. Wigzell: Lancet: 1352 - 1356 (1972)

71. Stutman, O.: Immunodeficiency and Cancer, in: Mechanisms of Tumor Immunity (Green, I., S. Cohen, R.T. McCluskey, John Wiley & Sons: 1977)

72. Teasdale, C., J. Thatcher, R.H. Whitehead, L.E. Hughes: Lancet: 1410 - 1411 (1976)

73. Tsakraklides, E., V. Tsakraklides, H. Ashikari, P.P. Rosen, F.P. Siegal, G.F. Robbins, R.A. Good: J. Natl. Cancer Inst. $\underline{54,3}$: 549 - 556 (1975)

74. Uhr, J.W., J.M. Phillips: Ann. N.Y. Acad. Sci. $\underline{129}$: 793 - 798 (1966)

75. Weiner, M.S., C. Bianco, V. Nussenzweig: Blood $\underline{42,6}$: 939 - 946 (1973)

76. Weksler, M.E., T.H. Hütteroth: J. clin. Invest. $\underline{53}$: 99 - 104 (1974)

77. Whitehead, R.H., J. Thatcher, C. Teasdale, G.P. Roberts, L.E. Hughes: Lancet I: 330 - 333 (1976)

78. Wigzell, H.: Ann. Immunol. $\underline{124\ c}$: 7 - 15 (1973)

79. Wilson, D.B.: J. Exp. Med. $\underline{122}$: 143 - 166 (1965)

80. Wilson, J.D., G.J.V. Nossal: Lancet: 788 - 791 (1971)

81. Wybran, J., H.H. Fudenberg: J. Clin. Invest. $\underline{52}$: 1026 - 1032 (1973)

82. Wybran, J., A.S. Levin, L.E. Spitler, H.H. Fudenberg: The New England J. of Medicine: 710 - 713 (1973)

83. Yamagata, S., G.H. Green: Br. J. Obstet. Gynaecol. $\underline{83,5}$: 400 - 408 (1976)

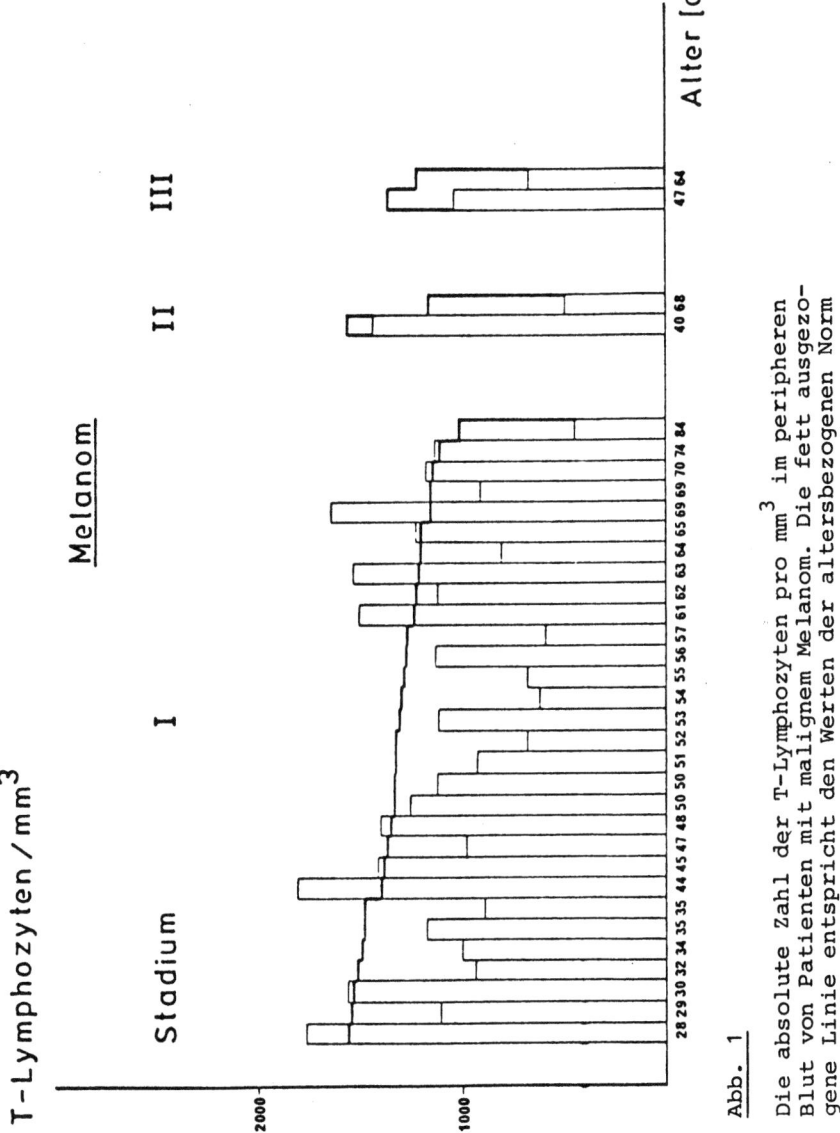

Abb. 1

Die absolute Zahl der T-Lymphozyten pro mm$^3$ im peripheren Blut von Patienten mit malignem Melanom. Die fett ausgezogene Linie entspricht den Werten der altersbezogenen Norm

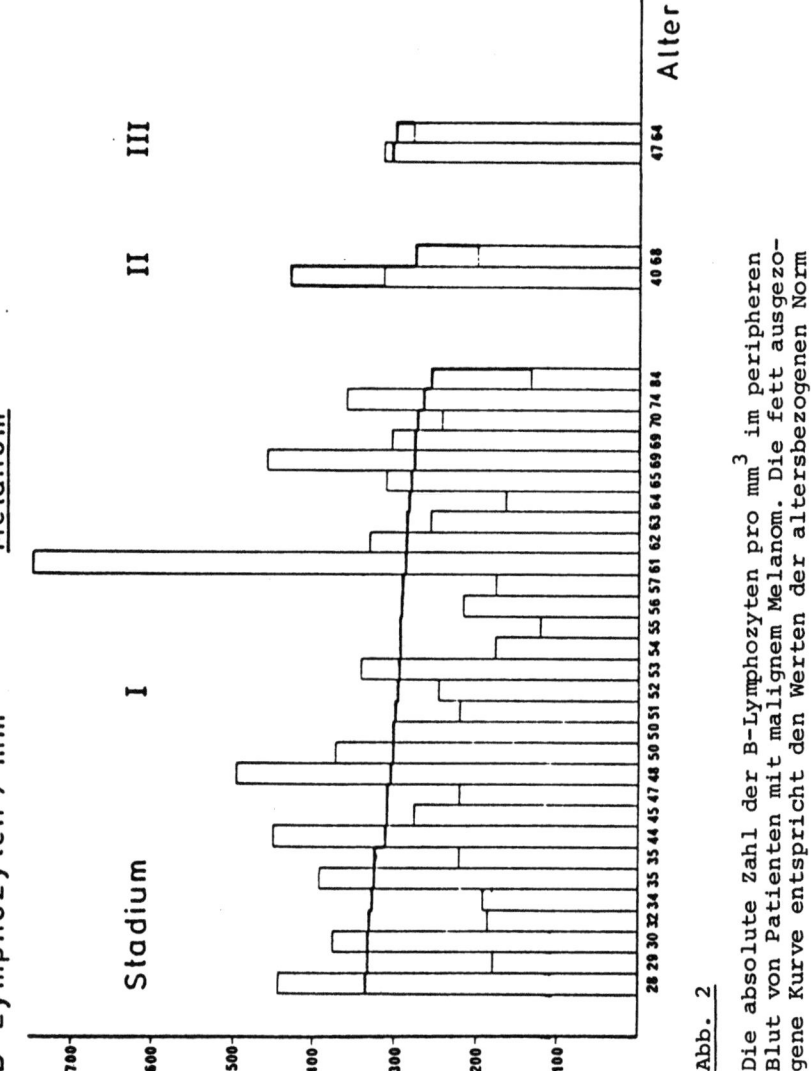

Abb. 2

Die absolute Zahl der B-Lymphozyten pro mm³ im peripheren Blut von Patienten mit malignem Melanom. Die fett ausgezogene Kurve entspricht den Werten der altersbezogenen Norm

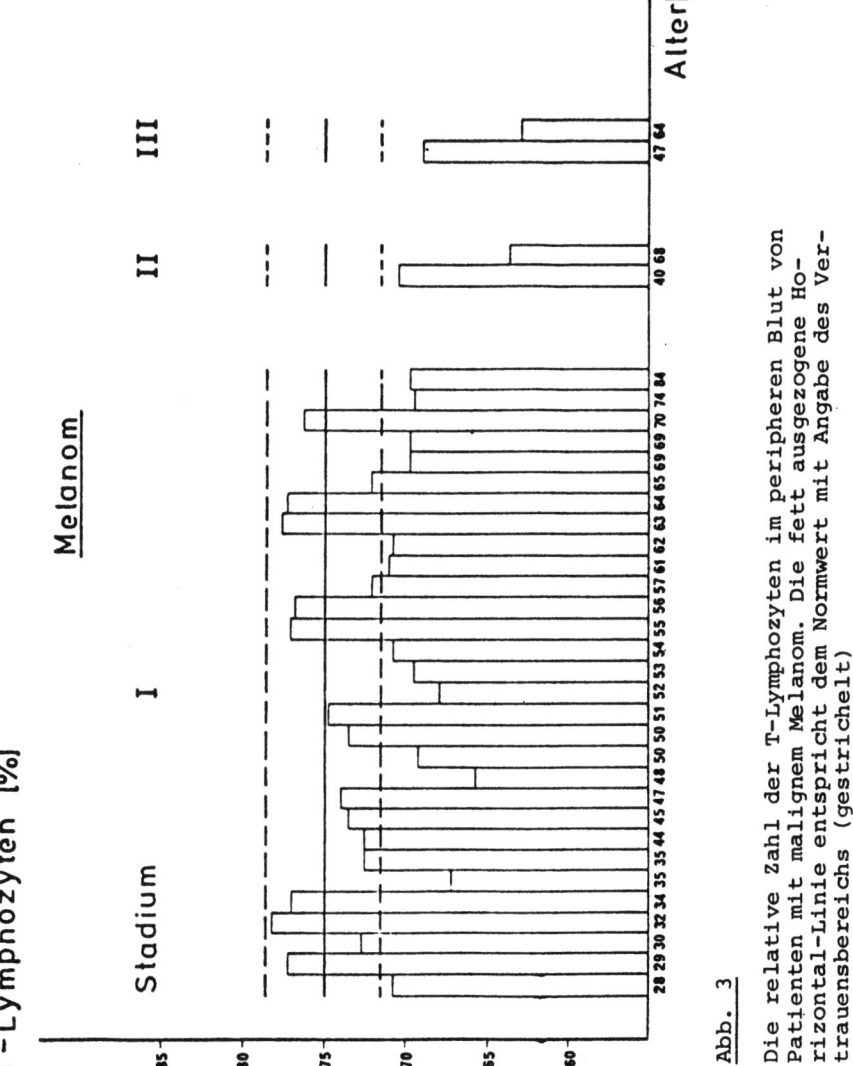

Abb. 3

Die relative Zahl der T-Lymphozyten im peripheren Blut von Patienten mit malignem Melanom. Die fett ausgezogene Horizontal-Linie entspricht dem Normwert mit Angabe des Vertrauensbereichs (gestrichelt)

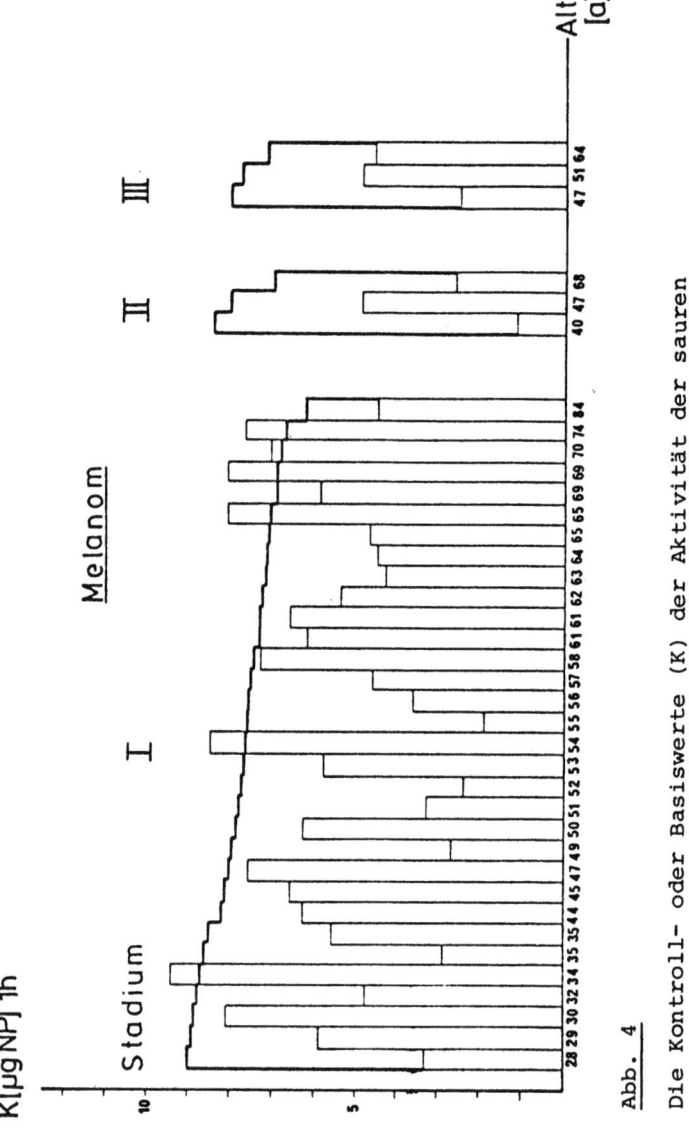

Abb. 4

Die Kontroll- oder Basiswerte (K) der Aktivität der sauren Phosphatase von peripherem Lymphozyten bei Patienten mit malignem Melanom. Inkubationszeit: 1 h. Die fett ausgezogene Linie entspricht den Werten der altersbezogenen Norm

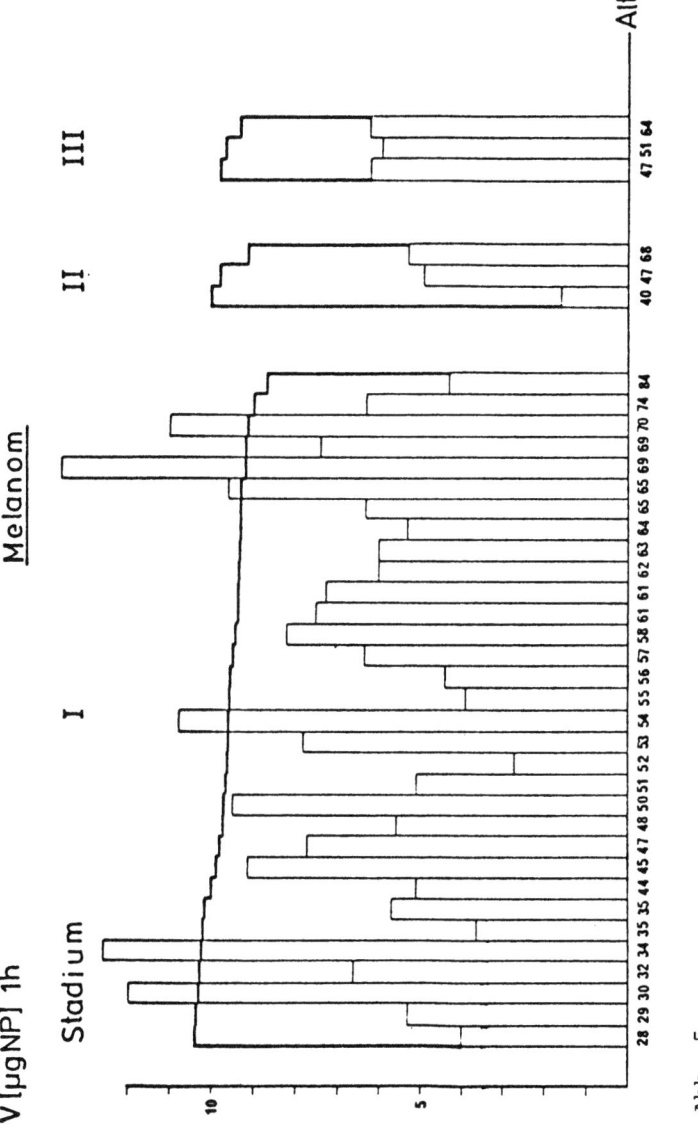

Abb. 5

Stimulationswerte (V) der Aktivität der sauren Phosphatase (Stimulierungszeit mit PHA = 1 h) von peripheren Lymphozyten bei Patienten mit malignem Melanom

- 30 -

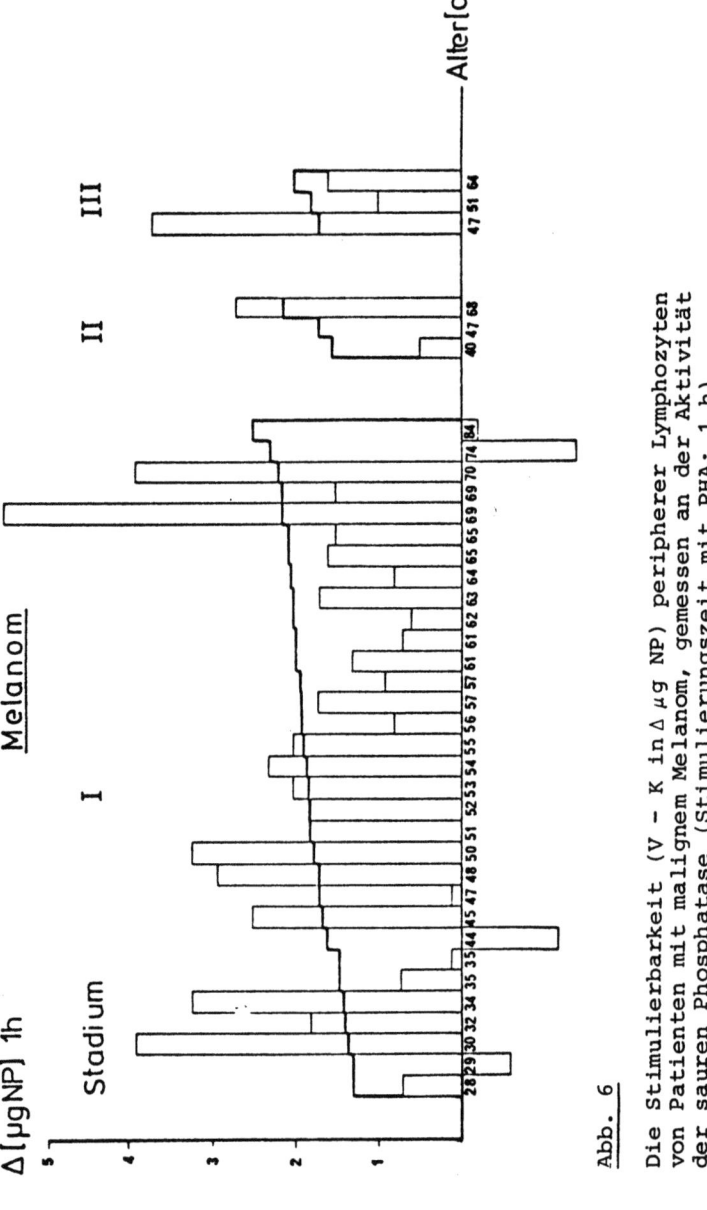

Abb. 6

Die Stimulierbarkeit (V - K in Δ μg NP) peripherer Lymphozyten von Patienten mit malignem Melanom, gemessen an der Aktivität der sauren Phosphatase (Stimulierungszeit mit PHA: 1 h)

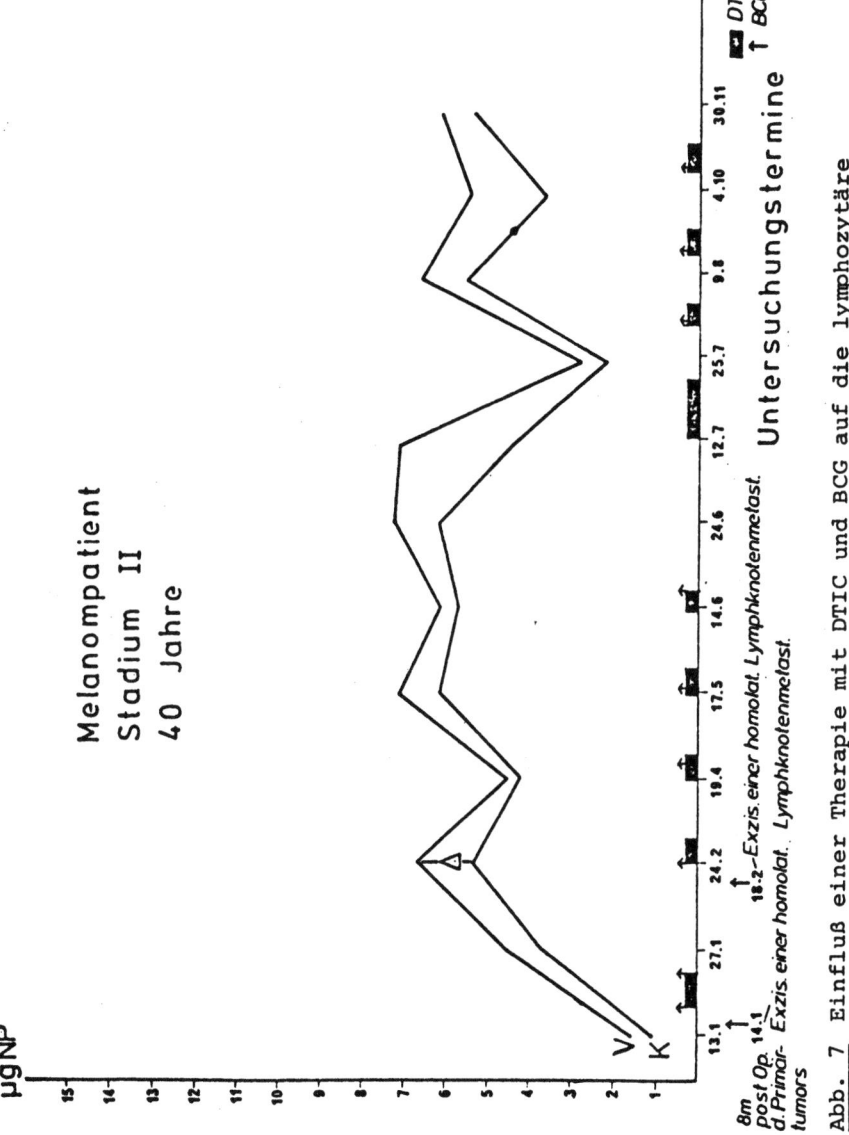

Abb. 7  Einfluß einer Therapie mit DTIC und BCG auf die lymphozytäre saure Phosphatase bei malignem Melanom und Stimulierbarkeit der Lymphozyten durch PHA

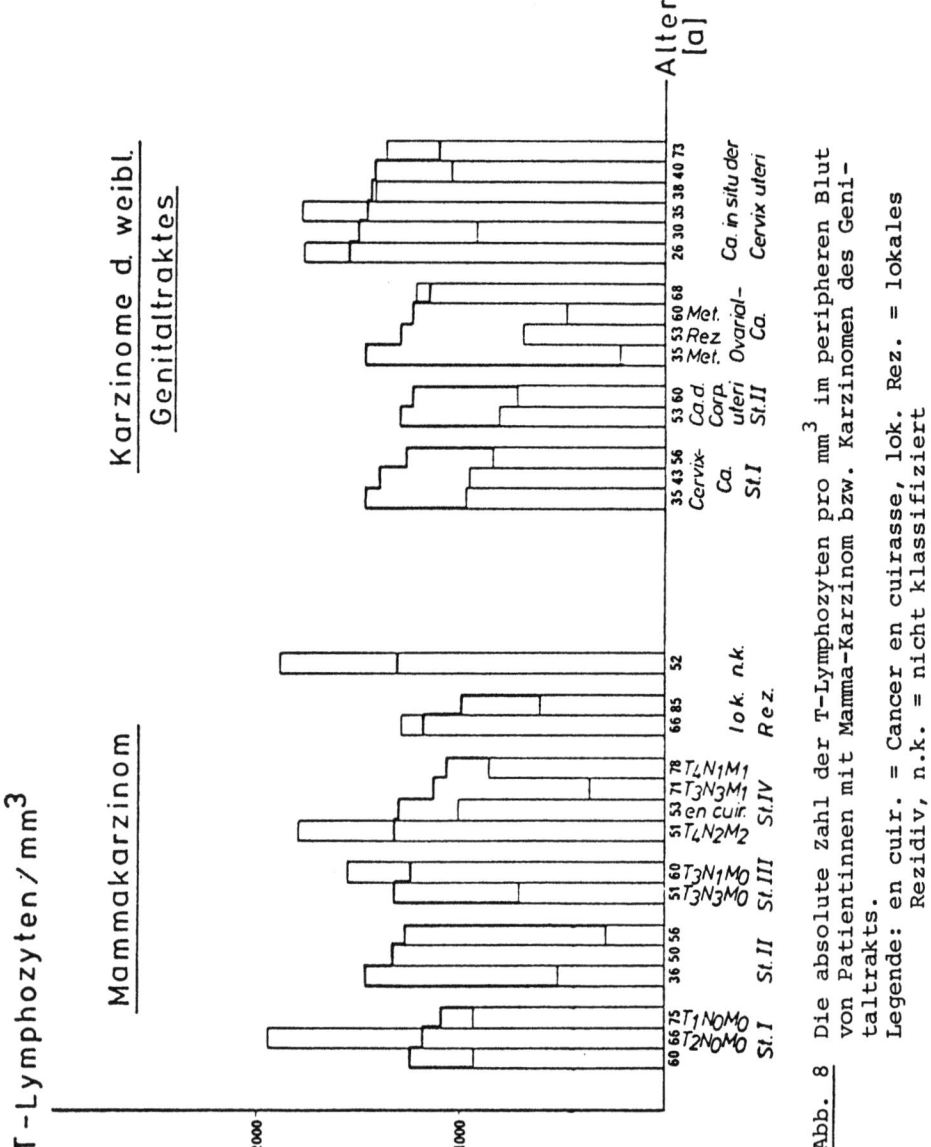

Abb. 8  Die absolute Zahl der T-Lymphozyten pro mm³ im peripheren Blut von Patientinnen mit Mamma-Karzinom bzw. Karzinomen des Genitaltrakts.
Legende: en cuir. = Cancer en cuirasse, lok. Rez. = lokales Rezidiv, n.k. = nicht klassifiziert

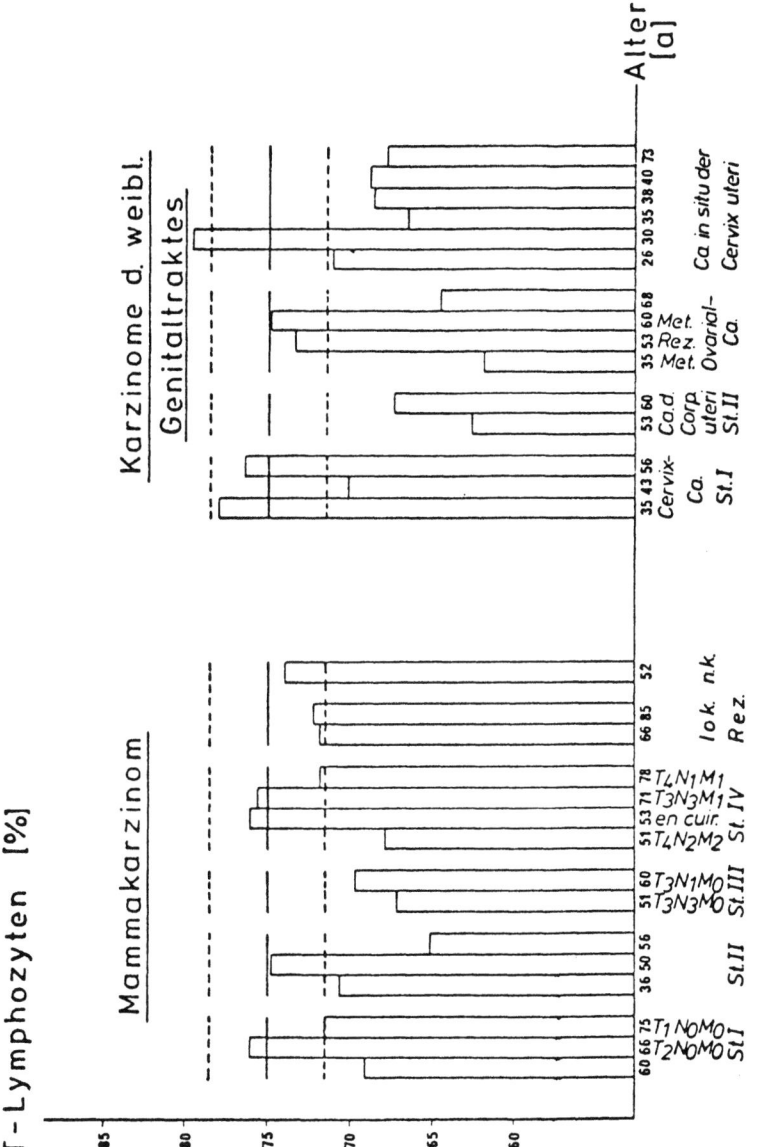

Abb. 9

Die relative Zahl der T-Lymphozyten im peripheren Blut von Patientinnen mit Mamma-Karzinom bzw. Karzinomen des Genitaltrakts.
Legende: siehe Abb. 8.

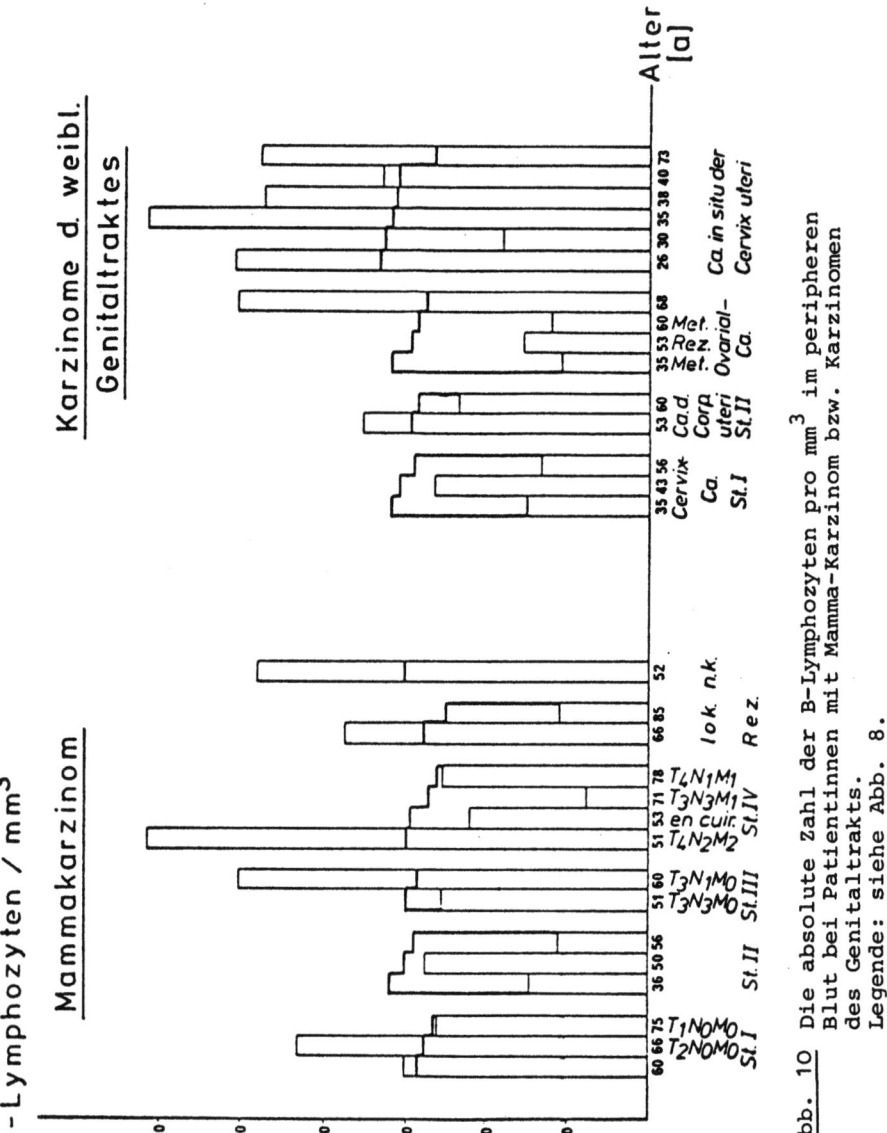

Abb. 10 Die absolute Zahl der B-Lymphozyten pro mm$^3$ im peripheren Blut bei Patientinnen mit Mamma-Karzinom bzw. Karzinomen des Genitaltrakts.
Legende: siehe Abb. 8.

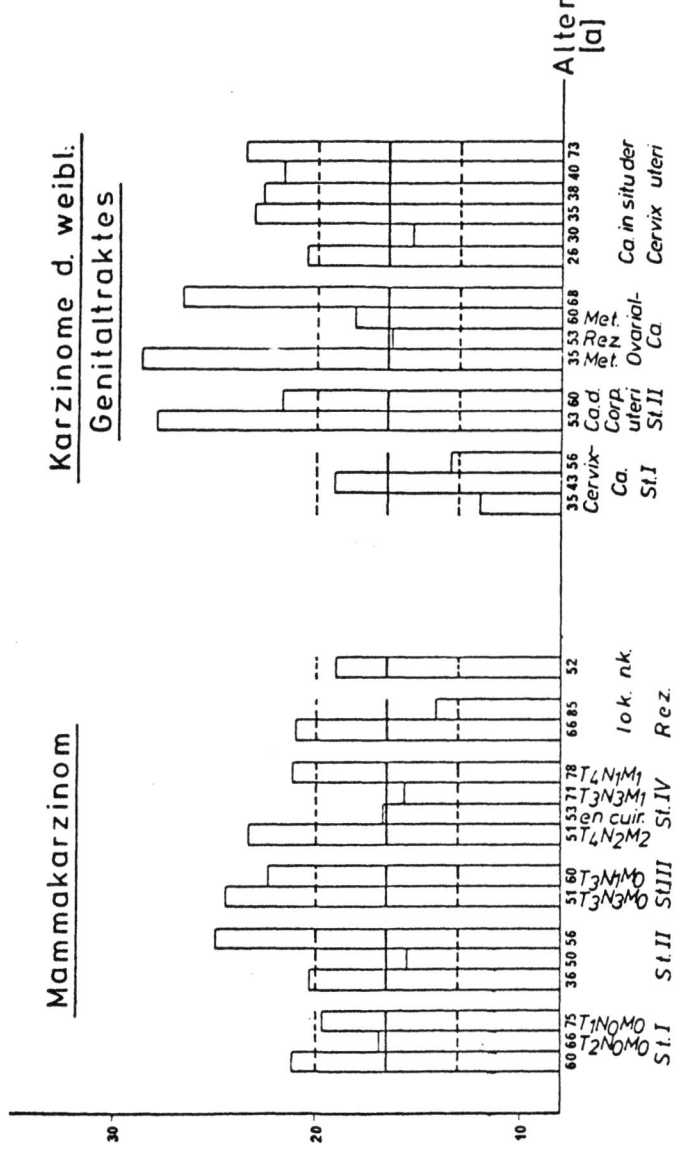

Abb. 11

Die relative Zahl der B-Lymphozyten im peripheren Blut von Patientinnen mit Mamma-Karzinom bzw. Karzinomen des Genitaltrakts.
Legende: siehe Abb. 8.

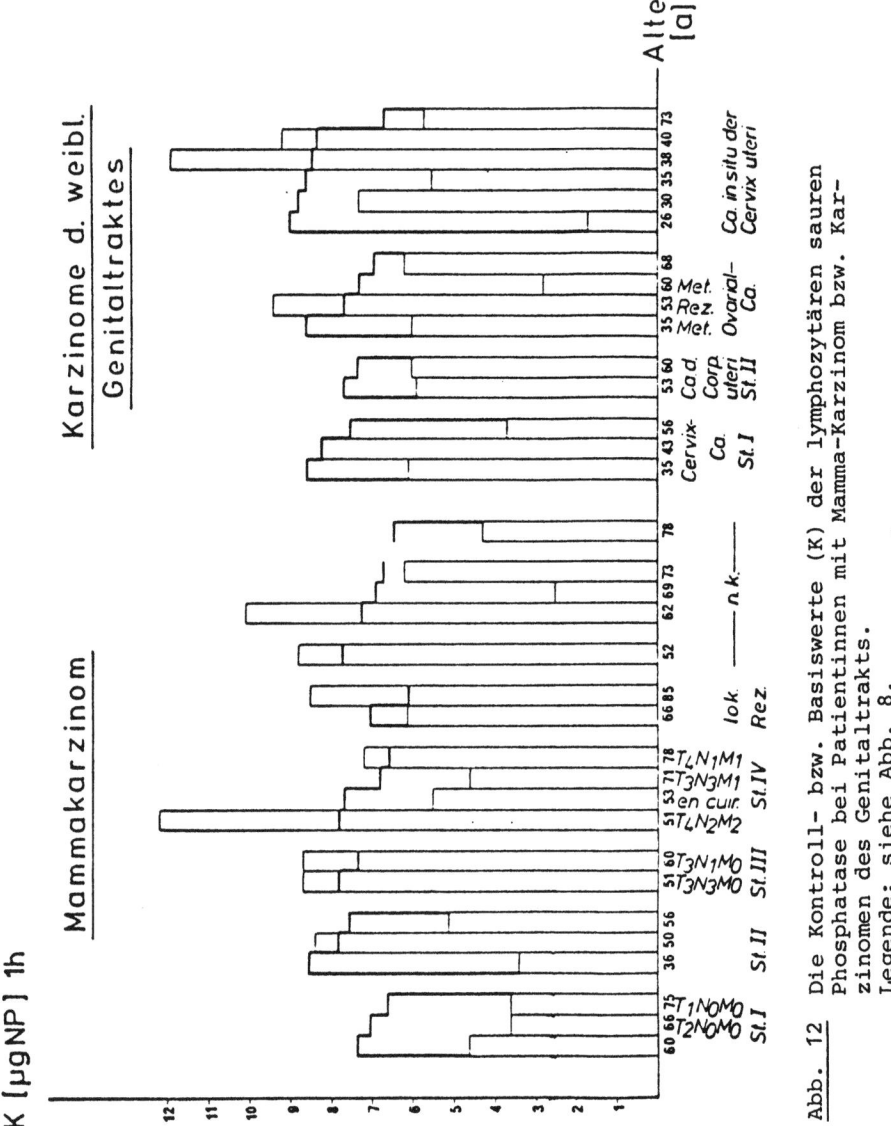

Abb. 12  Die Kontroll- bzw. Basiswerte (K) der lymphozytären sauren Phosphatase bei Patientinnen mit Mamma-Karzinom bzw. Karzinomen des Genitaltrakts.
Legende: siehe Abb. 8.

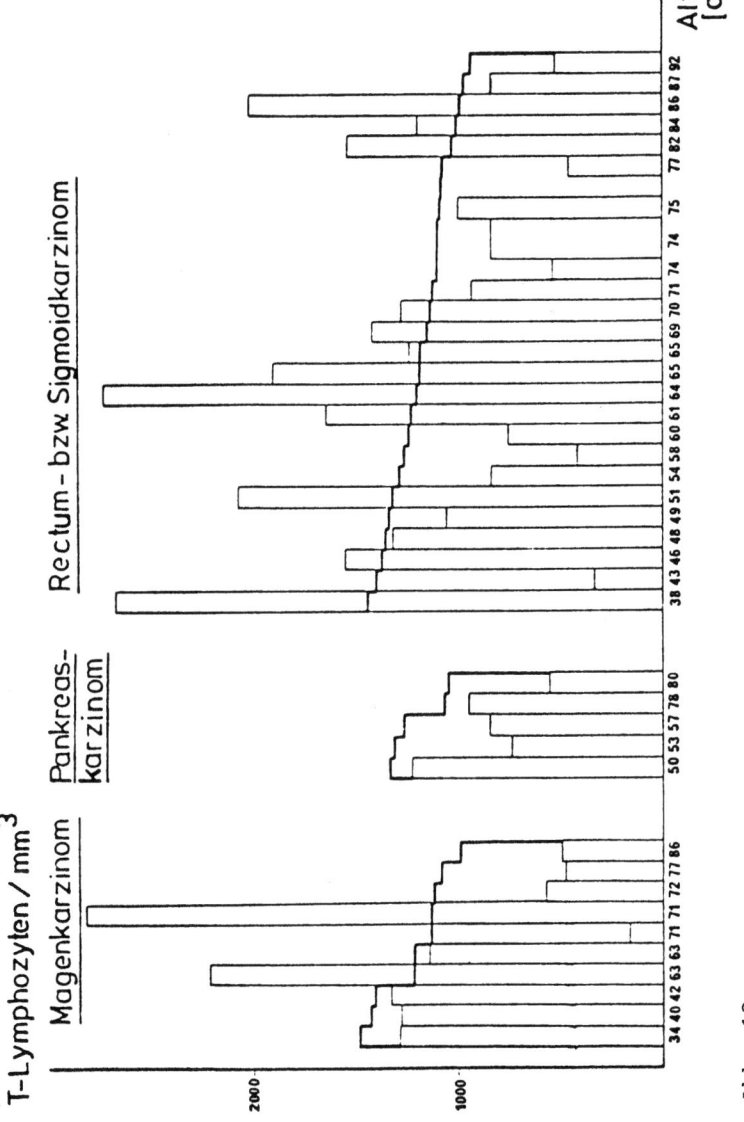

Abb. 13

Die absolute Zahl der T-Lymphozyten pro mm³ im peripheren Blut bei Patienten mit Magen-, Pankreas- oder Rektum- bzw. Sigmoid-Karzinom.

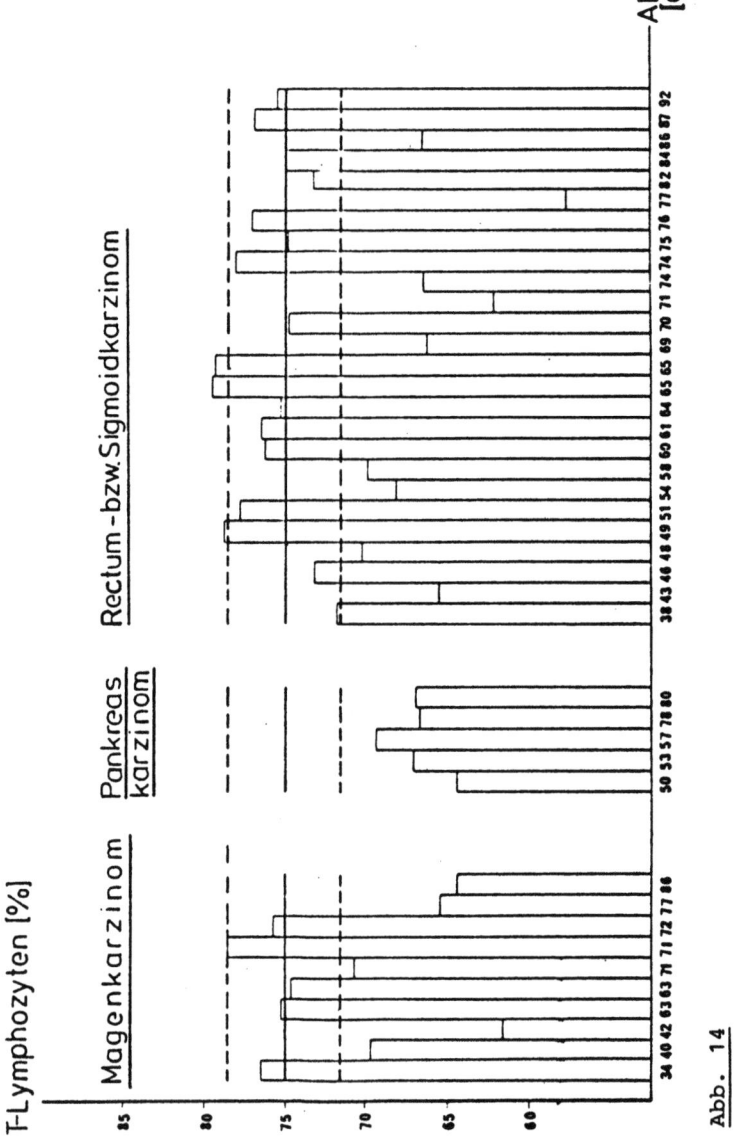

Abb. 14

Die relative Zahl der T-Lymphozyten im peripheren Blut von Patienten mit Magen-, Pankreas- oder Rektum- bzw. Sigmoidkarzinom

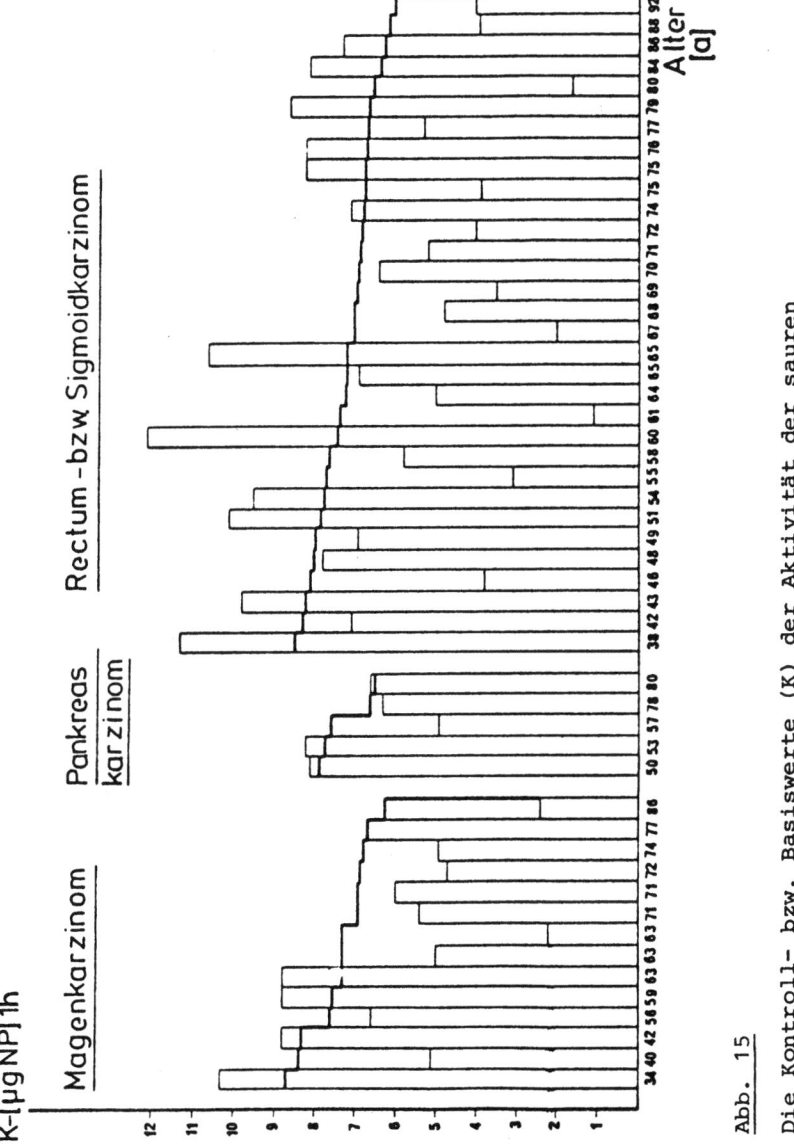

Abb. 15

Die Kontroll- bzw. Basiswerte (K) der Aktivität der sauren Phosphatase peripherer Lymphozyten bei Patienten mit Magen-, Pankreas- oder Rektum- bzw. Sigmoid-Karzinom

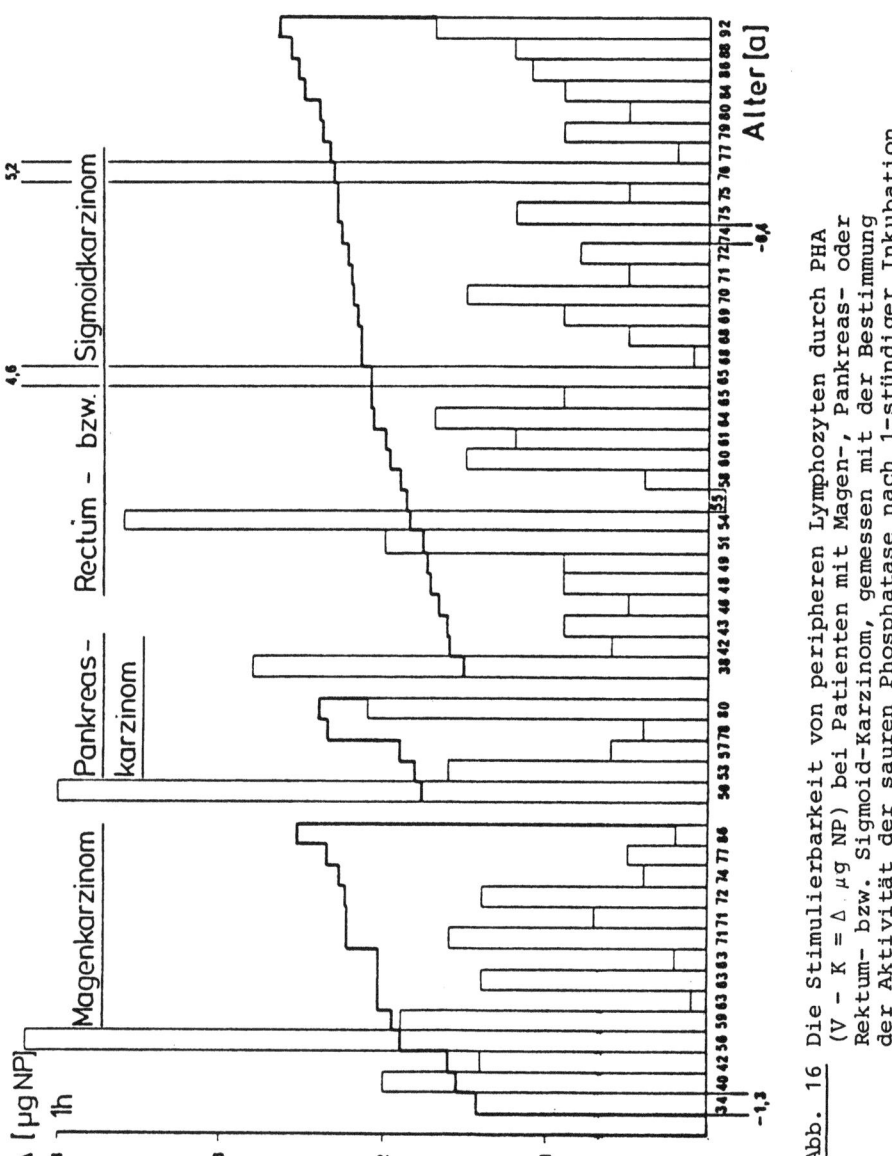

Abb. 16 Die Stimulierbarkeit von peripheren Lymphozyten durch PHA
(V - K = Δ μg NP) bei Patienten mit Magen-, Pankreas- oder
Rektum- bzw. Sigmoid-Karzinom, gemessen mit der Bestimmung
der Aktivität der sauren Phosphatase nach 1-stündiger Inkubation

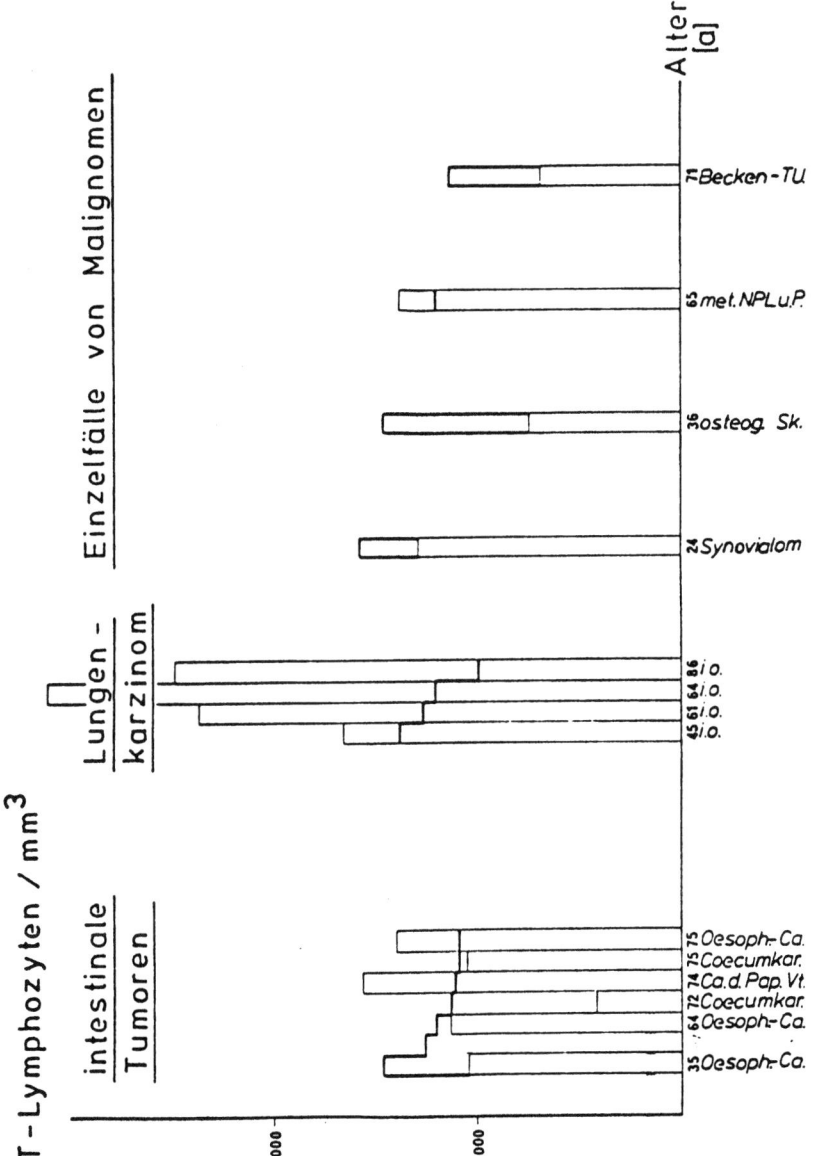

Abb. 17
Die absolute Zahl der T-Lymphozyten pro mm³ im peripheren Blut bei Patienten mit intestinalen Tumoren, Lungen-Karzinom und bei Einzelfällen von Malignomen.

Legende: Oesoph.-Ca. = Oesophaguskarzinom; Coecumkar. = Coecumkarzinoid; Ca. d. Pap. Vt. = Karzinom der Papilla Vateri; Ca. d. Mundh. = Karzinom der Mundhöhle; i.o. = inoperabel; osteog. Sark. = osteogenes Sarkom; met. NPL unb. P.L. = metastasierendes Neoplasma unbekannter Primärlokalisation; Becken-TU = Beckentumor, möglicherweise von einem Prostata-Karzinom ausgehend; Zyt. = zytostatische Behandlung.

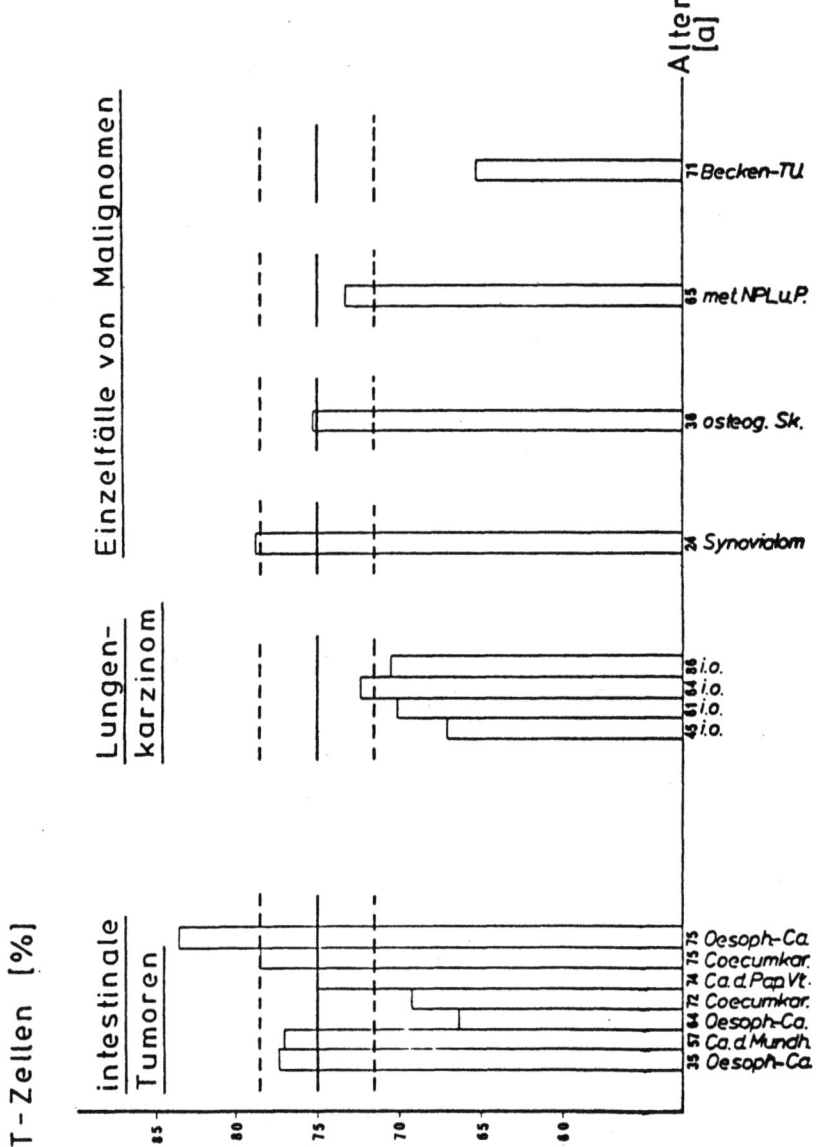

Abb. 18
Die relative Zahl der T-Lymphozyten im peripheren Blut von Patienten mit intestinalen Tumoren, Lungen-Karzinom und bei Einzelfällen von Malignomen.
Legende: siehe Abb. 17.

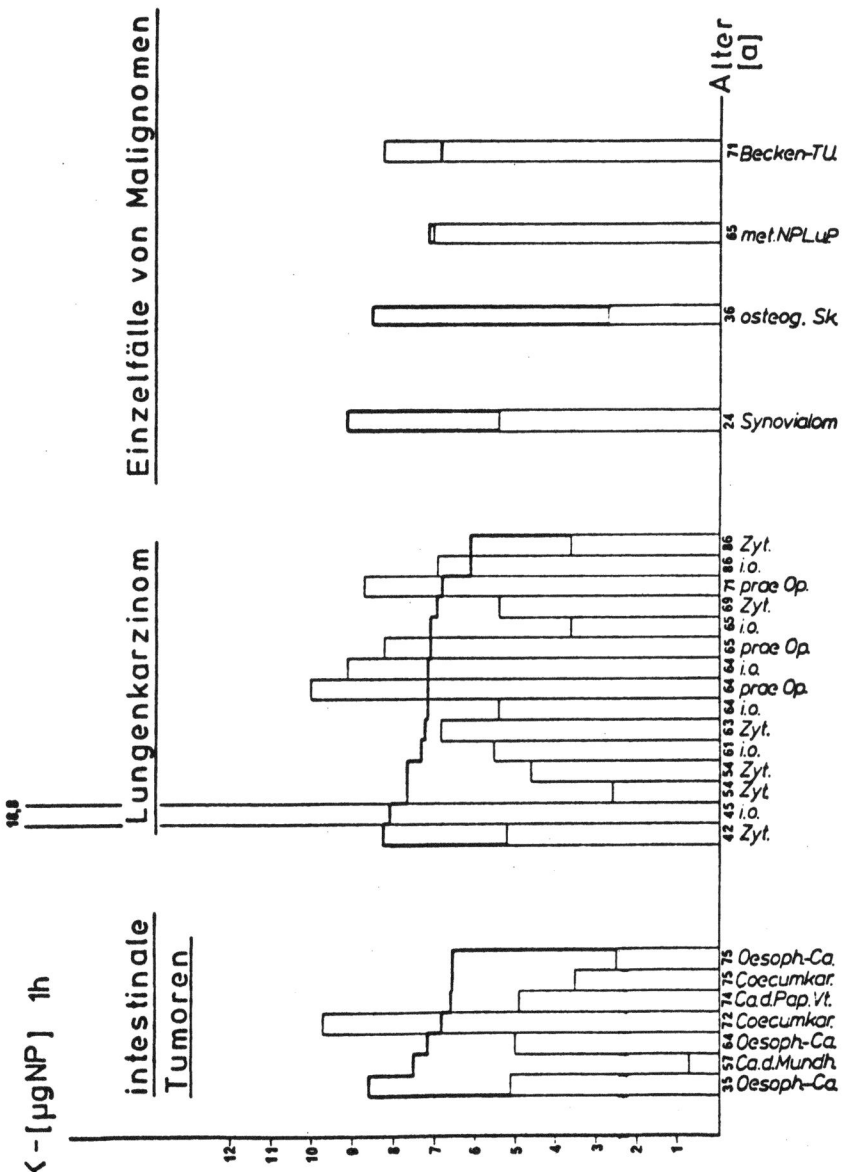

Abb. 19

Kontroll- bzw. Basiswerte (K) der lymphozytären sauren Phosphatase bei Patienten mit intestinalen Tumoren, Lungen-Karzinom und bei Einzelfällen von Malignomen.
Legende: siehe Abb. 17.

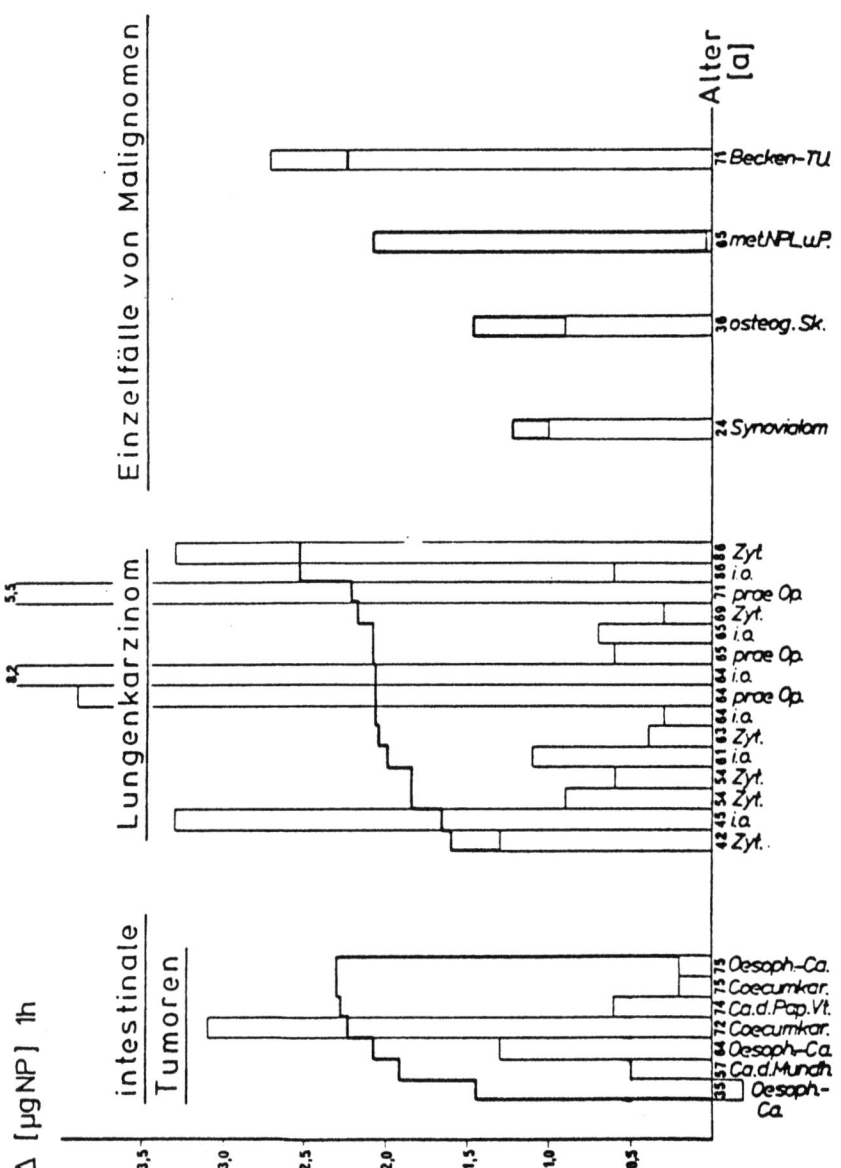

Abb. 20

Die Stimulierbarkeit peripherer Lymphozyten (V - K in Δ μg NP) durch PHA bei Patienten mit intestinalen Tumoren, Lungen-Karzinom und bei Einzelfällen von Malignomen, gemessen an der Änderung der Aktivität der sauren Phosphatase nach 1-stündiger Inkubation.
Legende: siehe Abb. 17.

# FORSCHUNGSBERICHTE
## des Landes Nordrhein-Westfalen

*Herausgegeben*
*vom Minister für Wissenschaft und Forschung*

Die ,,Forschungsberichte des Landes Nordrhein-Westfalen" sind in zwölf Fachgruppen gegliedert:

Geisteswissenschaften
Wirtschafts- und Sozialwissenschaften
Mathematik / Informatik
Physik / Chemie / Biologie
Medizin
Umwelt / Verkehr
Bau / Steine / Erden
Bergbau / Energie
Elektrotechnik / Optik
Maschinenbau / Verfahrenstechnik
Hüttenwesen / Werkstoffkunde
Textilforschung

## WESTDEUTSCHER VERLAG
5090 Leverkusen 3 · Postfach 30 06 20

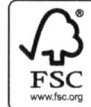

MIX
Papier aus verantwortungsvollen Quellen
Paper from responsible sources
FSC® C105338

If you have any concerns about our products,
you can contact us on
**ProductSafety@springernature.com**

In case Publisher is established outside the EU,
the EU authorized representative is:
**Springer Nature Customer Service Center GmbH
Europaplatz 3, 69115 Heidelberg, Germany**

Printed by Libri Plureos GmbH
in Hamburg, Germany